100种珍本古医籍校注集成

# 集 古 良 方

清·江 进 纂辑

邱 功 校注

中医古籍出版社

**图书在版编目（CIP）数据**

集古良方／（清）江进纂辑；邱功校注 . － 北京：中医古籍出版社，2012.6

（100种珍本古医籍校注集成）

ISBN 978 － 7 － 80174 － 896 － 6

Ⅰ.①集…　Ⅱ.①江…②邱…　Ⅲ.①方书－中国－清代　Ⅳ.①R289.349

中国版本图书馆 CIP 数据核字（2010）第 176059 号

100 种珍本古医籍校注集成

**集古良方**

清·江进　纂辑
邱　功　校注

责任编辑　黄　鑫
封面设计　陈　娟
出版发行　中医古籍出版社
社　　址　北京东直门内南小街 16 号（100700）
印　　刷　北京金信诺印刷有限公司
开　　本　850mm×1168mm　1/32
印　　张　9
字　　数　173 千字
版　　次　2012 年 6 月第 1 版　2012 年 6 月第 1 次印刷
印　　数　0001～3000 册
书　　号　ISBN 978 － 7 － 80174 － 896 － 6
定　　价　18.00 元

# 《100 种珍本古医籍校注集成》专家委员会

**主　任**　曹洪欣

**副主任**　崔　蒙　柳长华

**委　员**　（按姓氏笔画为序）

马继兴　王玉兴　王者悦　王振国

朱建平　伊广谦　刘从明　刘宏岩

刘国正　刘保延　李经纬　邱德文

余瀛鳌　郑金生　孟庆云　黄龙祥

黄璐琦　常　暖　梁　峻　梁菊生

蒋力生　裘　俭　潘桂娟　薛清录

# 《100种珍本古医籍校注集成》编委会

# 序　一

　　中医药是中华民族的瑰宝，在我国各族人民长期的生产生活实践和与疾病作斗争中逐步形成并不断丰富发展，为中华民族的繁衍昌盛做出了重要贡献。作为中国特色医药卫生体系的重要组成部分，至今仍在维护人民健康中发挥着独特作用。中医药天地一体、天人合一、天地人和、和而不同的思想基础，整体观、系统论、辨证论治的指导原则，以人为本、大医精诚的核心价值，不仅贯穿于中医药对生命、健康和疾病的认知理论和防病治病、养生康复的临床实践，而且深刻地体现了中华民族的认知方式、价值取向和审美情趣，具有超前性和先进性。随着健康观念变化和医学模式转变，中医药越来越显示出其宝贵价值、独特优势和旺盛的生命力。

　　中医药古籍作为保存和传播中医药宝贵遗产的知识载体，记载了几千年来医药学家防病治病的临床经验、方药研究成果和医学理论体系，是不可再生的珍贵资源，是中医药学继承、发展、创新的源泉，具有重要的历史、文化和科学价值。但是由于种种原因，中医药古籍的保护、整理与利用状况令人担忧。这些珍贵的典籍有的流失海外，国内已不存；有的尘封闭锁，不为人所知所用；有的由于多年的自然侵蚀和保管条件缺乏而面临绝本的危险。抢救和保护好这些珍贵的历史文化遗产已刻不容缓。

国家十分重视中医药古籍的保护、整理和利用。《国务院关于扶持和促进中医药事业发展的若干意见》明确指出，要做好中医药继承工作，开展中医药古籍普查登记，建立综合信息数据库和珍贵古籍名录，加强整理、出版、研究和利用，为做好中医药古籍保护、整理和利用工作指明了方向。近年来，国家中医药管理局系统组织开展了中医药古籍文献整理研究。中国中医科学院在抢救珍贵的中医药孤本、善本古籍方面开展了大量工作，中医古籍出版社先后影印出版了大型系列古籍丛书、珍本医书、经典名著等，在中医古籍整理研究及出版方面积累了丰富的经验。此次，中医古籍出版社确立"100 种珍本古医籍整理出版"项目，组织全国权威的中医药文献专家，成立专门的选编工作委员会，多方面充分论证，重点筛选出学术价值、文献价值、版本价值较高的 100 种亟待抢救的濒危版本进行校勘整理和出版，对于保护中医药古籍，传承祖先医学财富，更好地为中医药临床、科研、教学服务，弘扬中医药文化都具有十分重要的意义。衷心希望中国中医科学院、中医古籍出版社以整理研究高水平、出版质量高标准的要求把这套中医药古籍整理出版好，使之发挥应有的作用。也衷心希望有更多的专家学者能参与到中医药古籍的保护、整理和利用工作中来，共同为推进中医药继承与创新而努力。

中华人民共和国卫生部副部长
国家中医药管理局局长　王国强
中华中医药学会会长

2010 年 1 月 6 日

# 序　二

中医药学以临床疗效为基础，在累代实践、认识的观察链条中凝结着珍贵的生命科学知识。这些知识记载在中医药古籍文献中，如震惊世界科技界并获 1992 年中国十大科技成就奖之一的青蒿素就是受距今 1600 多年前晋代医家葛洪《肘后备急方》中记载启示研制成功的。因此可以说，中医药学的创新离不开古医籍文献。换句话说，中医药古籍文献是中医药学发展的源头活水。要想很好地发掘利用中医古文献，其前提就是对其进行整理研究。然而，大量古医籍未得到应有的整理和出版，中医古籍中蕴藏的丰富知识财富未得到充分的研究与利用，极大地影响了中医学的继承发展以及特色优势的保持与发挥。为使珍贵中医典籍保存下来，并以广流传，服务于中医临床、科研及教学，中医古籍的整理、研究及出版具有非常意义。

《国务院关于扶持和促进中医药事业发展的若干意见》指出，中医药（民族医药）是我国各族人民在几千年生产生活实践和与疾病作斗争中逐步形成并不断丰富发展的医学科学，为中华民族繁衍昌盛做出了重要贡献，对世界文明进步产生了积极影响。新中国成立特别是改革开放以来，党中央、国务院高度重视中医药工作，中医药事业取得了显著成就。但也要清醒地看到，当前中医药事业发展还面临不少问题，不能适应人民群众日益增长的健康需求。意见明确提出："做好中医药继承工作。开展中医药古籍普查登记，建立综合信息数据库和珍贵古籍名录，加强整理、出版、研究和利用。"

中医古籍出版社承担的"100 种珍本古医籍整理出版项目"，是集信息收集、文献调查、鉴别研究、编辑出版等多方面工作为一体的系统工程，是中医药继承工作的具体实施。其主要内容是经全国权威的中医文献研究专家充分论证，重点筛选出学术价值、文献价值、版本价值较高的100 种亟待抢救的濒危版本、珍稀版本中医古籍以及中医古籍中未经近现代整理排印的有价值的，或者有过流传但未经整理或现在已难以买到的本子，进行研究整理，编成中医古籍丛书或集成，进而出版，使古籍既得到保护、保存，又使其发挥作用。该项目可实现 3 项功能，即抢救濒危中医古籍，实现文献价值；挖掘中医古籍中的沉寂信息，盘活中医药文献资料，并使其展现时代风貌，实现学术价值；最充分地发挥中医药古代文献中所蕴含的能量，为中医临床、科研及教学服务，实现实用价值。

当前，中医药事业正处在战略发展机遇期，愿"100 种珍本古医籍整理出版项目"顺利进行，为推动中医药事业持续健康发展、弘扬中华文化作出应有的贡献。

中国中医科学院首席研究员　曹洪欣

2011 年 3 月 6 日

4

# 校注说明

　　《集古良方》十二卷，刊于清乾隆五十五年（1790），清·江进纂辑。江进，字可亭，清代安徽歙县人。生平未详。其父天性慈祥，多为善举，曾制作良药，广施于人，无不效如桴鼓。江进承父志，广施良药，四方求药，甚远隔千里者无不获益，其收集平生所得经验良方，辑录成册。江进之子江兰、江藩将父所录之方，分成48种门类，计成方歌括1017方，并将饮食禁忌、衣服污损处置、花木杂事等内容附于后，题曰《集古良方》，刊梓以行，推广仁术，济人利物，使人人皆得，依方制药以备急切之需。

　　全书分为12卷，为验方汇编，内容系集清以前医方。各卷按照疾病分类，兼及内、外、妇、儿、五官、养生等各科。卷一分为诸风门、寒湿门、中暑门；卷二分为危症急救门、干燥火热门；卷三分为五绝急救复苏门、瘟疫门、体气门、膈噎门；卷四分为痰嗽门、哮喘门、痨瘵虚损门、癫痫门、诸血症门；卷五分为疟疾门、痢疾门、霍乱吐泻门、鼓胀门、水肿门、肚腹门、脾胃痞块门；卷六分为诸疮门、肿毒门、痔漏门；卷七分为跌打损伤门、诸蛇虫毒门、诸蛊毒门、解中诸毒门；卷八分为补养门、须发门、腰痛门、疝气门、脚气流火门、淋秘门、遗清门、大小便

5

不通门；卷九分为眼目门、耳门、鼻门、口疮门、齿牙门、咽喉门；卷十分为妇人门；卷之十一分为小儿门；卷之十二分为子嗣门、饮食忌等门、衣服门、花木杂事门。

多数方剂编有七言歌诀，以便诵记。有些医方较少见，从不同角度反映了古代医家临证处方用药的经验，是一本切合实用，有临床参考价值的方书。

本次点校整理工作以中国医学科学院图书馆馆藏清道光四年甲申（1824）文会堂刻本为底本，以中国科学院图书馆馆藏清咸丰元年辛亥（1851）刻本为校本，改繁就简，加以句读，横排出版。作凡例说明如下：

1. 各版本不同时，选择采用对校、他校、理校、本校等校勘方法。以对校为主，在此基础上广泛运用他校；谨慎使用本校，理校须提出旁证。

2. 诸本目录层次颇为混乱，今参存世诸本，整理目录，集中于书前。凡有文无目，或目录串倒与正文先后不符者，均互据增补，重新编排了总目录，以利查阅。

3. 为保持原著风貌，对书中涉及国家禁用的动、植、矿物药，不作删改，仅供参考；对原书使用的旧制计量单位，亦不作改动。

4. 对底本中的俗写字、繁体字，或明显笔误，一律予以改为标准简化字，首字出注，余不注；通假字无论通作借字，抑或本、借字错出，借字一般皆改，页末出注；异体字无论通作异体，抑或主、异体错出，统改作主体，不出注；中药名称，或作异名，或写刻作别字而非异体字者，俱改作正名，首字出注，余不注；如遇有缺笔残字，予以径改，不出注。

5. 遇原书佚文脱字、难字或无法确定者，以"□"标出，页末出注，存疑待考。

6. 方名成一段，每方制法、服法、禁忌等自成一段，所论其方机理等酌加分段。

本次点校整理工作，承蒙中国中医科学院朱建平研究员悉心指导，特此致谢！

校注者

# 集古良方序

先大父天性慈祥，勇于为善，生平不惜工资，制合良药，施与于人，无不应手立效。先太仆又踵而行之，四方求药者履接于门，甚至有相隔数千里，亦寓书倩人购取，皆一一封致无倦。凡得经验之方，并裒录成帙。今兰早登仕籍，服官内外无暇摒挡此事，兼之力逊于前，常以不能绍述先志为歉。谨将裒录之方，分门类四十八，计成方歌括一千有余，为十二卷，而治花木器具之法附焉，题曰《集古良方》，梓之以行，俾人人皆得，依方制药以备急切之需，是亦推广仁术，济人利物之一端也。夫时，乾隆五十五年岁次，庚戌菊月，古歙江兰谨书。道光四年，清和月，谷旦陈声远重刊。

1

# 凡　例

一此书中凡言烧灰存性者，虽是欲放在地上，收他火毒，其实要将碗碟盖蔽，闷蔽其火，以存留本物原性，庶使入药有力。

一诸药，凡言为末者，俱要极细，惟言粗末者，则不可细。

一诸药中①，凡用酒者，俱要用好酒，有灰者切不可用。

一凡杏仁、桃仁，其中如有双仁者，毒能杀人，须拣去之。

一凡言生姜、自然汁，俱是纯姜汁，不可加水在内，其姜须用带皮者。

一凡言不可同食者，非是不可同日食，凡②不可同时食也。

---

① 中：咸丰本无。
② 凡：咸丰本作"乃"。

# 目　　录

---

① 方：原脱，据正文改。
② 斑：原作"班"，径改，下同。
③ 风：原作"疯"，径改，下同。

## 中暑门／16

---

① 治阴症腹痛立效二方，又阴症神效仙方：原作"治阴症腹痛二方，又方"，据正文改。

② 生葱白治四时感冒：原作"酒"，据正文改。

③ 痛：原作"疼"，据正文改。

④ 方：原脱，据正文补。

⑤ 方：原脱，据正文补。

⑥ 方：原脱，据正文补。

⑦ 登时出汗神方：原作"立汗"，据正文改。

⑧ 冬月正伤寒方：原作"冬月伤寒"，据正文改。

⑨ 方：原脱，据正文改。

⑩ 吐泻：原脱，据正文补。

⑪ 即今之绞肠痧：原脱，据正文补。

⑫ 痧：原作"沙"，径改，下同。

---

① 又痰厥艾酒方：原作"原方"，据正文改。

② 痛：原作"疼"，据正文改。

③ 头：原脱，据正文补。

④ 诸方：原脱，据正文补。

⑤ 治：原脱，据正文补。

⑥ 箭头入骨即出：下原衍"方"，据正文删。

⑦ 治：原脱，据正文补。

⑧ 治：原脱，据正文补。

⑨ 吹鼻方，又：原脱，据正文补。

⑩ 方：原脱，据正文补。

---

① 方：原脱，据正文补。
② 方：原作"丹"，据正文改。
③ 方：原脱，据正文补。
④ 方：原脱，据正文补。

———————————

① 斑："斑"上原衍"汗"，据正文删。

② 立验方：原脱，据正文补。

③ 膈食：下原衍"药酒二方"，据正文删。

④ 治噎膈：下原衍"治十膈胃气疼三方"，据正文删。

⑤ 五膈宽中散：原脱，据正文补。

⑥ 十膈气散：原脱，据正文补。

⑦ 治胃气痛心气痛妙方：原脱，据正文补。

⑧ 又方药酒：原脱，据正文补。

⑨ 治膈噎药酒验方：原脱，据正文补。

⑩ 二方：原脱，据正文补。

⑪ 又治呃逆：原作"又方"，据正文改。

⑫ 治呃逆二方：又治呃逆：原错简于"治肺痈仙方"前，据正文改。

---

① 咳嗽："咳嗽"下原衍"三方"，据正文删。
② 又方：原脱，据正文补。
③ 杀痨虫方：下原衍"炙痨虫方"，据正文删。
④ 又名加味还少丹：原脱，据正文补。
⑤ 妙：原作"二"，据正文改。
⑥ 又方：原脱，据正文补。
⑦ 一切：原脱，据正文补。
⑧ 怪症：原脱，据正文补。
⑨ 神：原脱，据正文补。

---

① 又方：原作"又贴耳后方"，据正文改。
② 又便血二方：原作"又方"，据正文改。
③ 又方：原作"便血鸡蛋方"，据正文改。
④ 三方：原脱，据正文补。
⑤ 又肠风下血方：原作"又方"，据正文改。
⑥ 治肠风便血：原作"肠风便血方"，据正文改。
⑦ 心：原作"血"，据正文改。
⑧ 治：原作"止"，据正文改。
⑨ 又方：原脱，据正文补。
⑩ 又方：原作"又痢疾方"，据正文补。
⑪ 三方：原脱，据正文补。

---

① 又方：原作“金银花酒神方”，据正文改。
② 又：原脱，据正文补。
③ 三：原脱，据正文补。
④ 又方：原作“茅枣酒方”，据正文改。
⑤ 治：原脱，据正文补。
⑥ 方：原作“药”，据正文改。
⑦ 治：原脱，据正文补。
⑧ 二方：原脱，据正文补。
⑨ 治：原作“止”，据正文补。
⑩ 妙：原脱，据正文补。
⑪ 治禁口痢方：原作“禁口痢鹿角方”，据正文改。
⑫ 治：原脱，据正文补。
⑬ 治：原脱，据正文补。
⑭ 二：原脱，据正文补。
⑮ 二方：原脱，据正文补。
⑯ 方：原脱，据正文补。
⑰ 妙方：原脱，据正文补。
⑱ 丸：下原衍“方”，据正文删。

---

① 治霍乱方：原错简于"脾泻丸"之后，据正文改。
② 神："神"下原衍"效"，据正文删。
③ 痧：原作"沙"，径改，下同。
④ 方：原作"汤"，据正文改。
⑤ 治：原脱，据正文补。
⑥ 二方：原脱，据正文补。
⑦ 疾：原作"病"，据咸丰本和正文改。
⑧ 效："效"下原衍"奇"，据正文改。

---

① 验：原脱，据正文补。
② 方：原脱，据正文补。
③ 方：原脱，据正文补。
④ 方：原脱，据正文补。
⑤ 方：原脱，据正文补。
⑥ 药："药"下原衍"方"，据正文删。
⑦ 肥疮：原脱，据正文补。
⑧ 奇：原脱，据正文补。
⑨ 奇方：原脱，据正文补。
⑩ 方：原脱，据正文补。
⑪ 神：原脱，据正文补。

---

① 神方：原脱，据正文补。
② 又：原脱，据正文补。
③ 二方：原脱，据正文补。
④ 方：原脱，据正文补。
⑤ 方：原脱，据正文补。
⑥ 方：原脱，据正文补。
⑦ 妙方：原脱，据正文补。
⑧ 风：原作"疯"，据正文改。
⑨ 风：原作"疯"，据正文改。
⑩ 疮：原脱，据正文补。
⑪ 窝：下原衍"隔纸"，据正文删。
⑫ 方：原脱，据正文补。
⑬ 风：原作"疯"，据正文改。
⑭ 效：原脱，据正文补。
⑮ 奇：原脱，据正文补。
⑯ 疮：原作"方"，据正文改。

① 妙方：原脱，据正文补。
② 治：原脱，据正文补。
③ 神方：原脱，据正文补。
④ 神方：原脱，据正文补。
⑤ 治痦疮方：下原衍"又方"，据正文删。
⑥ 治下疳末药：原脱，据正文补。
⑦ 梅疮：原作"杨梅"，据正文改。
⑧ 子：原脱，据正文补。
⑨ 方：原脱，据正文和咸丰本补。
⑩ 熏：同"薰"，径改，下同。
⑪ 单：原脱，据正文补。
⑫ 熏：原作"薰"，据正文改。
⑬ 薰洗痔漏妙方：原作"熏洗痔疮方"，据正文改。
⑭ 方：原脱，据正文补。
⑮ 方：原脱，据正文补。

## 卷之七/113

### 跌打损伤门/113

---

① 痔：下原衍"三"，据正文删。

② 又二方：原脱，据正文补。

③ 四方：原作"除根妙方"，据正文改。

④ 薰：前原衍"又"，据正文删。

⑤ 搽痔方：原错简于"薰洗痔疮单方"前，据正文乙。

⑥ 薰洗痔疮痔漏妙方，又服三味方，又薰洗方，治一切肿毒方：原脱，据正文补。

⑦ 专治跌打筋骨、折损皮破血出，立效：原脱，据正文补。

⑧ 又方：原作"又神效方"，据正文改。

⑨ 方：上原衍"神"，据正文删。

⑩ 方：原脱，据正文补。

⑪ 方：原脱，据正文补。

---

① 蟢蟢：原作"嘻嘻"，据正文改。
② 妙：原脱，据正文补。
③ 妙方：原脱，据正文补。
④ 又香木瓜方：原作"又方"，据正文改。
⑤ 治蚊虫方并圈肿毒：上原衍"又方"，据正文删。
⑥ 又方：先原衍"又方"，据正文删。
⑦ 毒气入腹者：原作"方"，据正文改。
⑧ 救常犬伤：原作"一救常犬伤方"，据正文改。
⑨ 咬：原脱，据正文补。
⑩ 解：上原衍"治"，据正文删。

## 卷之八/129

### 补养门/129

---

① 方：原脱，据正文补。

② 饮：上原衍"治"，据正文删。

③ 肉：上原衍"治"，据正文删。

④ 班猫：斑蝥之异名。

⑤ 治：原脱，据正文补。

⑥ 半身不遂左瘫右痪不能起床：原作"瘫痪方"，据正文改。

⑦ 炒麦方：原脱，据正文补。

⑧ 秘传大补肾血开脑健脾方：原作"补肾健脾丸"，据正文改。

⑨ 治两足无力益肾补助壮骨棉仁丸：原作"益肾棉仁丸"，据正文改。

⑩ 如意种子延年酒：原作"延年种子酒"，据正文改。

---

① 治虚损百病久服发白再黑返老还童：原作"虚损百病发白再黑还童方"，据正文改。

② 壮元阳延年益气悦心明目补壮筋骨方：原作"壮阳延年明目补益筋骨方"，据正文改。

③ 养荣：原脱，据正文补。

④ 庆世丹：下原衍"仙人粥附二便门"，据正文删。

⑤ 乌须益肾药酒方：原作"乌须药酒"，据正文改。

⑥ 发：下原衍"妙"，据正文删。

⑦ 治：原脱，据正文补。

⑧ 七圣乌须药酒方：原作"七圣乌须酒"，据正文改。

⑨ 极妙：原脱，据正文补。

⑩ 妙：原脱，据正文补。

⑪ 消：原作"治"，据正文改。

⑫ 坠：下原衍"用"，据正文删。

---

① 立效：原脱，据正文补。

② 治：原脱，据正文补。

③ 治绣球风熏洗方：原作"熏洗绣球风方"，据正文改。

④ 方：原脱，据正文补。

⑤ 又方：原作"用煤敷方"，据正文改。

⑥ 淋秘用药方：原脱，据正文补。

⑦ 探吐：原脱，据正文补。

⑧ 治：原脱，据正文补。

⑨ 砂：原作"沙"，据正文改。

⑩ 远：原脱，据正文补。

## 大小便不通门／153

---

①　泄：下原脱"神效"，据正文删。

②　又大小便闭塞方，又方：原脱，据正文补。

③　通：下原衍"三"，据正文删。

④　度：下原衍"二"，据正文删。

⑤　治小便出血方，治小便不通方：原作"治小便出血并小便不通二方"，据正文改。

⑥　治二便不通立效二方：原作"治大小便不通二方"，据正文改。

⑦　治小便不通象牙方：上原衍"又方"，据正文删。

⑧　治小便赤浊心肾不足、精少血燥、口干烦热、头晕怔忡：原作"治小便赤浊心肾不足等症"，据正文改。

⑨　治大便不通蜜箭导法：原错简于"治小便不通象牙方"下，作"蜜箭导法二方"，据正文改。

⑩　又方：原脱，据正文补。

⑪　仙人粥：原脱，据正文补。

---

① 神：原脱，据正文补。
② 神：原脱，据正文补。
③ 神：原脱，据正文补。
④ 神：原脱，据正文补。
⑤ 神：原脱，据正文补。
⑥ 风：原作"疯"，据正文改。
⑦ 方：原脱，据正文补。
⑧ 洗方：原脱，据正文补。
⑨ 治：原脱，据正文补。
⑩ 眼：下原衍"方"，据正文补。
⑪ 眼：原脱，据正文补。
⑫ 治：原脱，据正文补。
⑬ 妙：原脱，据正文补。
⑭ 治：原脱，据正文补。
⑮ 并：原脱，据正文补。

---

① 妙：原脱，据正文补。
② 治：原脱，据正文补。
③ 疼：原脱，据正文补。
④ 方：原脱，据正文补。
⑤ 聋：下原衍"方"，据正文删。
⑥ 方：下原衍"用猫尿"，据正文删。
⑦ 二：原脱，据正文补。
⑧ 又二方：下原衍"治肺风酒刺"，据正文删。
⑨ 风：原作"疯"，据正文改。
⑩ 红紫诸斑方：原作"红斑及诸斑方"，据正文改。

① 极妙方：原作"妙极奇方"，据正文改。
② 治：原脱，据正文补。
③ 样：原脱，据正文补。
④ 方：原脱，据正文补。
⑤ 疼：原作"痛"，据正文改。
⑥ 齿牙：原作"牙齿"，据正文改。
⑦ 疼：原作"痛"，据正文改。
⑧ 方：原脱，据正文补。
⑨ 八珍汤：原作"二方"，据正文补。
⑩ 牙：原作"齿"，据正文改。
⑪ 穿：原脱，据正文补。
⑫ 神效：原作"方"，据正文改。
⑬ 方：原脱，据正文补。
⑭ 渐至难食名髓溢病：原作"渐难食"，据正文改。
⑮ 咽：原脱，据正文补。

## 卷之十／181

### 妇人门／181

---

① 肿：原作"疮"，据正文改。

② 治：原脱，据正文补。

③ 单鹅双鹅：原作"双鹅单鹅"，据正文改。

④ 又：原脱，据正文补。

⑤ 方：原脱，据正文补。

⑥ 窠方：原作"窝"，据正文改。

⑦ 治喉鹅蟢蟢窠方：下原衍"治喉闭喉鹅二方"，据正文删。

⑧ 治喉闭妙方，又方：原脱，据正文补。

⑨ 治喉闭十八种俱效：原脱，据正文补。

⑩ 治咽喉一切危症：原脱，据正文补。

⑪ 经验止痘神方：原脱，据正文补。

⑫ 山：原脱，据正文补。

⑬ 治：原脱，据正文补。

---

① 法：原作“方”，据正文改。
② 治：原脱，据正文补。
③ 又：原脱，据正文补。
④ 难产书府尊姓名到此催生：原作“难产朱笔书府尊姓讳”，据正
文改。
⑤ 恶血凑心：原脱，据正文补。
⑥ 又：原脱，据正文补。
⑦ 妇人：原脱，据正文补。
⑧ 崩：下原衍“方”，据正文删。
⑨ 二方：原脱，据正文补。
⑩ 方：原脱，据正文补。
⑪ 胎中：原脱，据正文补。
⑫ 方：原脱，据正文补。

---

① 又方：原作"又陈棕艾梗方"，据正文补。
② 治乳闭吹乳神方：下原衍"又方附后"，据正文删。
③ 单方：原脱，据正文补。
④ 方：原脱，据正文补。
⑤ 治妇人乳岩方：下原衍"妇人血症二方附后"，据正文删。
⑥ 治产后阴门突出：下原衍"瘰疬膏药附后"，据正文删。
⑦ 胜金丹治妇人百病：原作"治妇人百病胜金丹"，据正文改。
⑧ 方：原脱，据正文补。
⑨ 逆：下原衍"治"，据正文删。
⑩ 又方：原脱，据正文补。
⑪ 止吐血方：原脱，据正文补。
⑫ 妇人便红肠风下血方：原脱，据正文补。
⑬ 贴男妇瘰疬膏药：原脱，据正文补。
⑭ 妇人乳肿痛方：原脱，据正文补。

---

① 治小儿夜啼兼治喉闭妙方：原脱，据正文补。
② 治小儿泄泻方：原错简于"治小儿抱龙丸"后，据正文乙。
③ 治小儿牙疳：原错简于"治小儿抱龙丸"后，据正文乙。
④ 治走马牙疳：原错简于"治小儿抱龙丸"后，据正文乙。
⑤ 壅：原作"塞"，据正文改。
⑥ 小：上原衍"治"，据正文删。
⑦ 疾：原脱，据正文补。
⑧ 方：原脱，据正文补。
⑨ 妙方：原脱，据正文补。
⑩ 或不收口方：原脱，据正文补。
⑪ 二：原脱，据正文补。
⑫ 用：原作"须"，据正文改。

---

① 鱼：上原衍"小儿"，据正文删。

② 小儿：原脱，据正文补。

③ 小儿：原脱，据正文补。

④ 验：下原衍"神方"，据正文删。

⑤ 时：原脱，据正文补。

⑥ 叫：下原衍"之症"，据正文删。

⑦ 立效：原脱，据正文补。

⑧ 名为脱囊疮：原作"者"，据正文改。

⑨ 小儿：原脱，据正文补。

⑩ 小儿：原脱，据正文补。

⑪ 小儿：原脱，据正文补。

⑫ 小儿：原脱，据正文补。

⑬ 方：原脱，据正文补。

⑭ 小儿：原脱，据正文补。

⑮ 屡试：原脱，据正文补。

⑯ 神效：原脱，据正文补。

⑰ 小儿：原脱，据正文补。

⑱ 治：原脱，据正文补。

---

① 治：原脱，据正文补。
② 方：原脱，据正文补。
③ 龈：原作"跟"，据正文改。
④ 小儿：原脱，据正文补。
⑤ 夜：上原衍"小儿"，据正文删。
⑥ 毒：原脱，据正文补。
⑦ 散：下原衍"神方"，据正文删。
⑧ 治：原脱，据正文补。
⑨ 治小儿：原脱，据正文补。
⑩ 痘：原作"症"，据咸丰本和正文改。
⑪ 二：原脱，据正文补。
⑫ 方：下原衍"又方"，据正文删。
⑬ 涌泉膏药神方用柳条烧：原脱，据正文补。

---

①　鳖忌：原错简于"葱忌"下，据正文改。

②　衣：下原衍"服"，据正文删。

③　酒或水污大红衣：原作"又方"，据正文改。

④　服：原脱，据正文补。

**花木杂事门/235**

集古良方目录终

---

①　禁：原作"交"，据正文改。
②　益肾：原脱，据正文补。

# 集古良方卷之一

古歙可亭江进纂辑，男蕃兰敬梓
方症分列四十八门，治法歌论一千一十七方

## 诸风门 第一，计三十八方

### 吕祖乩授治颠狂仙方

莫说疯颠莫说狂，今朝留下草头方。
香圆叶是驱痰药，桐树枝名降火汤。
竹翠木瓜皆有益，金萱黄菊两无伤，
撮来件件俱仙饵，一笑天然乐寿长。

### 治大麻风

苦参荆芥均为末，水跌成丸共二斤。
每日早中及晚服，滚汤送下忌盐辛。
三钱一度勤休断，方知药验妙如神。
野棣棠根再加服，麻风驱尽广传人。

### 又黑鱼神方

市上黑鱼一大尾，剖开肠去洗除腥。

腹中苍耳子装满，苍耳叶铺锅内均。
鱼用叶埋水煮热，净除子叶食鱼身。
醋盐皆忌轻为效，至重三回效更神。

## 治半身不遂，手足疼痛二方

牛膝去芦藏鸭腹①，重汤煮服病相宜。
净除牛膝存汤鸭，每日常餐功效奇。

## 又方

番白草名单一味，将来煮酒效如神。
无论远年身不遂，服时康健即能伸。

## 治一切手足疼痛，半身不遂药酒

当归四两　五加皮四两　广陈皮四两　黑小料豆半升
加牛膝、木瓜，桑寄生更妙。米头烧酒三十斤，
浸，早晚服。

## 治漏肩风二方

用片生姜肩上擦，连根韭菜酒同煎。
热敷患处单方韭，止痛除风病即痊。

## 又方

用臭小粉以姜汁调涂上，即愈。

————————

① 腹：咸丰本作"肚"。

2

## 治白癜风

满面浑身白癜风，自死鳗鱼方有功。
将来火炙鲜油出，先取生姜擦患中。
后上鱼油真妙药，扫除风尽永无踪。

## 治口眼歪斜

口眼歪斜方细说，合成妙药腮间贴。
先捣蓖①麻子取仁，再调一味鳝鱼血。
歪左之时贴右脸，右边歪口左敷拽。
治斜扶正救民灾，何必私心藏秘诀。

## 又熨手二方

用自己头上垢腻为丸，朝左歪者，将此放右手心，以熨斗熨之。朝右歪，则熨左手心。熨斗用微火，若熨久，恐反歪过去，慎之。

## 又方

用南星生者研末，用青布包入手心，如前熨法，立效。

## 治远年近日偏正头风二方

头风偏正痛谁怜，近日奇方治远年。

---

① 蓖：原作"荜"，径改。

可取黄牛脑一个，川芎白芷各三钱。

共为细末擦牛脑，磁器盛来加酒煎。

头热食之酒尽量，醉眠酒醒痛安然。

**又方**甚有患此，痛极而欲寻自尽者，并皆治之

土茯苓四两，忌铁　金银花三钱　蔓荆子一钱　玄参八分　防风一钱　明天麻一钱　辛夷花五分　川芎五分　黑豆四十九粒　灯心二十根　芽茶五钱　河水井水各一钟半

煎一钟，食后服。

## 治鹤膝风

紫背浮萍用水煎，先熏后洗痛安然。

热萍取起忙敷患，鹤膝风除永保全。

## 治风痰湿气药酒

五加皮净汉防己，杜仲当归牛膝洗。

枸杞防风二两均，还须四两菴□子。

六钱羌活桂枝三，烧酒十斤药浸起。

七日取来时服之，风痰百病皆能止。

## 治鹅掌风

一味单方香水梨，取来搥碎总连皮。

擦搓洗手如肥皂，数日鹅风尽去之。

若用土梨全不效，北方大者乃相宜。

4

## 又方

栏门木上黄牛粪，瓦焙干时火内烧。
每日取烟熏患掌，鹅风渐渐自然消。

## 又洗搓二方

牛尿热洗鹅掌中，数日全消大有功。
单用黑铅如弹样，手中搓擦治鹅风。

## 又擦熏二方

**一用樟木烧烟熏，即愈。**

用韭菜手上搓软，蘸热桐油擦之，数日即落壳而愈。

**又方，用马鞭草煎水熏洗，亦验。**

## 当归拈痛汤

治湿热为病，肢节烦痛，肩背沉重，胸膈不利及遍身疼痛，流注于足胫，痛肿不可忍。

羌活　甘草炙　黄芩酒浸　茵陈酒炒，各五钱　人参去芦　升麻　苦参酒洗　苍术炒　葛根各三①钱　防风去芦　当归身　知母酒洗　茯苓　泽泻　猪苓各三钱　白术一钱

---

① 三：咸丰本作"二"。

五分

上哎咀，每服一两，水二盏，煎至一盏，去滓，不拘时，温服。

### 加味青州白丸子

治卒中风邪，半身不遂，口眼㖞斜，痰涎闭塞及小儿诸风，并皆治之。

白附子　天南星　半夏　川姜①各一两　云川芎　白僵蚕　天麻各一两　川乌头去皮尖，半两

上并生用为末，面糊为丸，如梧桐子大，每服三五十丸，生姜汤下，不拘时。如瘫痪，用温酒下。小儿惊风，薄荷汤下。

### 四圣金丹

治左瘫右痪，口眼㖞斜，半身不遂，语言蹇涩，中风欲倒不识人者，并皆治之，大有神效。

牙皂去皮子　细辛去芦　荆芥穗去子　槐角炒黄色

上各等分为末，炼蜜为丸，如弹子大，每服一丸，细嚼，清茶临卧下，避风寒冷物。

### 治年久瘫痪方

昔有人患此十八年，获此方愈。

槐枝　柳枝　椿枝　楮枝　茄枝　东白艾各一斤，

---

① 姜：原作薑，径改，下同。

6

煎水三大桶，大盆浸洗，水冷添热水洗，洗后被覆取大汗，禁风三七日，如未全愈，再洗。

### 治鸡爪风

妇人月家得此，不时发手足挛，拳束如鸡爪。然疼痛于左右膝骨两傍，各有一小窝，共四穴，俗谓之鬼眼，各灸三壮，登时愈。

### 治鹤膝风

头酒糟四两　肥皂二个去子　皮硝一两　五味子一两去灰　砂糖一两　姜汁半茶钟调和敷膝上，如干，加烧酒搽，搽十日即愈。

### 治头风鼻流涕神效方

辛夷仁一两　枇杷花一两
上为细末，用醋酒调服，或捣①亦可。

### 治风肿熨法

以晚蚕沙并盐，各不拘多少，同炒热，布裹熨之，冷即再炒，或入醋少许，尤妙。

---

① 捣：咸丰本作"擂"。

### 治面上黑云雀斑癜风方

一名七白散，白芷、白蔹①、白茯苓、白僵蚕、白官粉、白附子、白硼砂、川芎、雌黄各等分为细末，用鸡蛋清为丸，如弹子大，阴干。每夜用一丸大，唾津化开，搽面上，一日二次，数日除根，见效。

### 蒸鹤膝风方

主膝头痛，矹子骨肿痛。

真蕲艾，每一次用半斤，煎水乘热蒸洗，洗一次即消，一日洗数次尽消。

### 治风②瘫不能起止

土茯苓四两，不见铁器，用米搥碎　　牛膝肉六分　皂角刺六分　五加皮八分

上为一服，水三碗，煎至二碗，食远服。渣并水一碗半，煎至七分，忌牛肉、茶、醋、烧酒、麻油，不可食。

### 治半身不遂

用上好苍术，真茅山者十两，米泔浸，㕮咀，绝好川椒四两，老酒五斤。与药贮瓶内，瓶口以箬扎封固

---

① 蔹：原作"敛"，径改，下同。
② 风：原作"疯"，径改，下同。

好，用重酒煮瓶口上，米熟为度。初吃酒要尽醉，要出一身臭汗，即愈。

### 偏正头风熏鼻方

藁本　细辛各五分　白芷一钱　辛荑八分

俱为细末，分为四份，主用纸四条卷实，将火点，以烟熏鼻，以二次熏之即愈，屡试屡验。

### 治大麻风，眉发脱落

发眉脱落大麻风，扁柏九蒸九晒功。

叶末蜜丸滚水服，日吞三次晚晨中。

### 又方

用经①霜皂角刺不拘多少，为极细末，空心酒调服二钱，隔一日服一次。

### 治紫癜风、白癜风，即如今汗斑之类

用白附子、蜜陀僧、雄黄等分为细末，用带皮生姜自然汁调，以茄蒂蘸药擦，即愈。

---

① 经：原脱，据咸丰本补。

## 寒湿门 <sub></sub>第二，计二十七方

### 治寒湿气

忽然两脚不能行，寒湿阴酸昼夜鸣。
臭树叶为极细末，糊丸酒服久除根。

### 又酒方

气流寒湿痛难当，急救仙传有妙方。
火酒半斤瓶内贮，闹阳花入二钱装。
酒花二味重汤煮，调面封瓶一炷香。
退火患人随量饮，须臾麻木又何防。
卧棉盖暖浑身汗，湿去寒消永吉祥。

### 治伤寒角弓反张兼治产后惊风

大麦田中麦梗灰，先烧存性取将来。
滚水淋汤乘热服，重棉取汗立时回。

### 治阴症腹痛立效二方

急取核桃轻打碎，七枚连壳破完奇。
再加料豆黑光者，四十九颗单数宜。
二味①水煎乘热服，患人一碗汗淋漓。

---

① 味：原作"服"，据咸丰本改。

10

彼时盖暖安然卧，阴症回阳不可迟。

## 又阴症神效仙方

阴症仙方遇有缘，枯矾银朱各一钱。
布青寸润长三寸，二味铺成布细卷。
线扎紧时烧酒煅，药调手上合脐边。
当知男左女右手，重棉包裹足须拳。
大力之人怀抱定，汗来病愈得延年。

## 生葱白①治四时感冒

葱白连须五根，生捣，滚酒冲服即愈。

## 四季感冒方

苍术米泔水浸过，三钱　甘草三分　生姜五大片　连须
葱五根　春夏加荆芥穗一钱五分　秋冬加防风一钱五分
上水煎，服毕，用被盖体，有汗即可愈。

## 治伤寒发热头痛咳嗽方

川芎　白芷　陈皮　紫苏　甘草各等分　香附子等分
上用水二钟，姜三片，葱二根，煎至七分，空心
服。

--------

① 白：咸丰本作"酒"。

## 治头痛发寒①潮热方

细辛　白芷　石膏　川芎各等分
上用水二钟，煎至八分，空心温服。

## 正气散

治中寒重者。
柴胡　藿香　半夏　陈皮　甘草　苍术　厚朴　川芎各等分
用水二钟，煎至②八分温服，汗出愈。

## 治湿神效煮酒方

五加皮三两　宣木瓜三两
上用无灰酒三大壶，入小磁瓶内，将前药㕮咀，亦入瓶内，坐放滚锅中，待酒数沸，取出冷一宿，空心饮六七杯，不过五七瓶，无不愈者。

### 治玉茎湿痒

用肥皂一个，烧灰存性，以香油调涂于上，即愈。

### 治男女下部湿痒

用蛇床子煎汤洗，即愈。

---

① 发寒：原脱，据咸丰本补。
② 至：咸丰本无。

12

## 一枝春，治中湿

葳灵仙　白芷梢　薄荷　桂枝各四钱

用酒水各一钟，煎八分，温服。

## 神术散

治四时瘟疫，头痛发热及伤风鼻塞声重。

苍术米泔浸，五两　藁本去土①　香白芷　细辛去叶皮
川芎　羌活去芦　甘草炙，各二两

上为细末，每服三钱，水一盏，姜三片，葱白三寸，煎七分，温服，不拘时。如伤风鼻塞，用葱茶调下二钱。

## 治风湿方

番白草四两　蛇壳一条　朱砂少许　广木香少许

用白酒浆三斤，浸入坛，封固，锅煮一炷线香，冷一日，晚间浴后，将前酒尽量服之，盖被出汗即愈。

## 五物饮，治四时感冒

胡桃葱白并生姜，黑豆细茶五物香。

河水瓦瓶煎百沸，热间②徐服汗为良。

---

① 土：咸丰本作"仁"。
② 间：咸丰本作"闻"。

13

**湿类**痞满、泄泻、吞酸、黄疸、水肿、胀满、赤浊、白浊、腰痛、疝、脚气

湿气觉来分内外，内外又分上下中。
初入身沉多困倦，上熏喘咳目如蒙。
着脾肿胀大便泄，着肾脚腰小便浓。
治外微汗通经络，治内渗利为妙工。
四气相兼湿热甚，清热燥湿兼补中。
通用燥脾并升散，实者大便方可工。

## 湿症歌

东南土薄湿多生，风雨山蒸属外因。
西北地高无水气，乳酪湿面内因成。
腰如石坠头如裹，声壅如同甕裹鸣。
肢节痛兮兼痿痹，四肢缓纵不能行。
脉来沉缓无疑惑，疸肿虚浮泄利频。
上下分消施汗泄，若然湿郁取风升。

## 治湿痰流注不收口

用水胶，不拘多少，加水八碗熔化，加百草霜为末，调匀摊布片上，贴之愈。

## 三拗汤，治伤寒伤风后咳嗽久不止

麻黄不去节　干姜不去皮　杏仁不去皮尖，各二钱
上三味，用葱姜引，煎服取微汗，如痰火盛，作齁

喘，加细芽茶五钱、生石膏三钱，合前名五拗汤，纳杏仁，去皮尖。

### 阴症煮鸡蛋方

鸡蛋七枚连壳煮，熟时壳去滚脐边。

蛋冷轮流乘热连，回阳阴症寿延年。

### 治伤寒初起方

用生姜连皮者三两，捣烂，将热酒泡饮，出汗愈。

### 治伤寒不论远近，登时出汗神方

用生姜连皮，不拘一斤半斤，晒干。取生葱一二斤，捣汁浸姜。晒干，又用新鲜紫苏一二斤，姜①汁浸，拌姜，晒极干为末。净取姜末一两，再用真麝香五分，真蟾酥一钱，为细末，同姜末和匀，炼蜜丸，小绿豆大，每粒重三厘不拘。朱砂金箔为衣，或滚水冲姜汤，或葱汤送下一丸，再将一丸存舌下，少刻用无灰酒再吞下一丸，其汗②立时如雨。

### 治冬月正伤寒方，麻黄汤

麻黄汤中用桂枝，杏仁甘草四般见。

---

① 姜：咸丰本作"捣"。

② 汗：原作"汁"，据咸丰本改。

发热恶寒身体痛，须知一服汗淋漓。

冬月伤寒方可用，夏秋春病总非宜。

## 治春夏秋感冒方，九味羌活汤

九味羌活汤防风，黄芩白芷与川芎。

苍术生地细辛草，煎法还用姜枣葱。

食滞不宽生地去，山楂枳壳入其中。

黄芩不用方能汗，口干花粉建奇功。

## 流注风初起方

草乌　金银花

上二味不拘多少，共入罐，煎水，乘热熏之即愈。
罐口做布圈，以便按疮。

# 中暑门 第三，计二十方

## 治中暑

三①伏炎蒸慎远出，往来中暑病无疑。

途中卒死忙相救，急取地边热土泥。

将土作圈脐围住，令人小便热尿脐。

须臾即活能言语，若吃冷水不可医。

---

① 三：原作"二"，据咸丰本改。

## 又方

大蒜取来和热土，等分二味又为奇。
捣烂水研渣去净，患人灌下病相宜。

## 清暑妙方

暑天诸病，用辰砂六一散，或为丸，用灯心汤服之，极效。

## 治中暑霍乱

白扁豆叶采十个，陈年芦秋一撮当。
二味和匀①煎数滚，对匀井水用为良。
一任中暑并霍乱，立时安稳太平汤。
此是济人真妙诀，方显神功割股汤。

## 代茶汤

夏月服之，以代茶，健脾止渴。
白术—钱五分　麦门冬—钱去心
用水煎饮。

## 生脉散

生津止渴。

---

① 匀：咸丰本作"均"。

17

人参　麦门冬　五味子
上剉水煎服。

## 消渴方

治口渴心热。
用天花粉一味，水煎当茶，常服甚效。

## 治痱子方

用明矾一大块，冷水微洗矾即光润，将矾擦痱，即愈，时用揩眼，亦能明目。

## 暑类、疟痢

暑热汗渴审虚实，阴阳经络最难拘。
中伤冒伏分轻重，暑风暑厥又何如。
痰火绞肠俱可吐，祛暑和中症自除。
寒郁甚者须反治，内伤滋补免清癯。
三伏炎蒸尤可畏，预防不独羡香茹。

## 暑症歌

暑伤气分汗如倾，身热头疼燥不宁。
所感必须分动静，阴阳二症自分明。

## 消暑丸

中暑为患，药下即苏，一切暑药皆不及此，人所未知。

半夏一斤，醋五碗，煮干　甘草生用，半斤　白茯苓去皮，各半斤

上为末，姜汁煮糊丸，忌见生水。如梧桐子大，每服五十丸，热汤送下，有痰，生姜汤下。入夏后不可缺此。

### 车轮土方

凡夏间，人在途中，忽被伤暑，头晕心烦，或仆在地，无如之何，急取车轮上之土五钱，放在碗内，将新鲜井水调和，澄清饮尽，就觉心神爽健。

### 治霍乱吐泻

用六一散三钱，将新鲜凉井水调服即愈。凡人遇此症，切记不可饮米汤、粥汤并热汤、热水，凡饮热者，恐犯谷气，其人必死，决不可犯，最宜知之。

### 治干霍乱，即今之绞肠痧

用飞盐放冷水中，饮下即止，如不止，将针来刺少商穴，十指头出血立愈。穴在十个指头上，指甲之两旁与出指甲之处相齐，只离指甲两边各一韭叶之地位就是。

### 六合汤，治伤暑泄泻

人参　白扁豆各一钱五分　白术　茯苓　橘红　半夏
藿香　厚朴　香薷各一钱五分　甘草五分
上用水一钟，半姜三片，煎服。

### 暑症香藿饮

治夏至后，一切暑热腹痛及霍乱吐利烦心。
香薷　厚朴　扁豆各一钱五分
冷服。

### 黄连香薷饮

治症同前，即前方加黄连七分，治冒暑腹痛，泻
水、肠鸣、恶心。

### 二气丹

治伏暑、伤冷二气交错，中脘痞结或泄或呕。
滑石　硫黄各等分①
上为末，于银石器内，火炒令黄色，再研。用糯米
糊为丸，如梧桐子大，每服四十丸，新汲井花水服下。

---

① 各等分：原脱，据咸丰本补。

## 十味香薷饮

治伏暑，身体倦怠神昏，头重吐利。

香薷一钱　人参　陈皮　白术　茯苓　扁豆　黄芪
各七分　木瓜八分　厚朴一钱　甘草五分

## 审脉辨症歌

身热脉虚不恶寒，暑伤热症口心烦。
脉浮有力畏风者，感冒头疼发表安。

集古良方卷之一终

# 集古良方卷之二

古歙可亭江进纂辑，男兰蕃敬梓。

## 危症急救门 第四，计五十八方

汉神医华陀，字元化，当云人，有危病急如风雨，命医不及须臾不救，观其横夭，实可怜悯。予因暇日，选危病诸妙方，以救横夭，详录于后。

### 治中风不语痰厥

卒然晕倒，不省人事，不能言语。
一时紧急药未便，速取香油一盏来。
灌入喉中痰活动，鹅毛探吐语言开。
痰涎立出神功效，竹沥生姜也妙哉。
荣卫调和宜服药，保全正气永无灾。

### 又痰厥艾酒方

用艾放盘内，火烧烟大起时，用碗合之，外用好酒一钟浇之，将病人口撬开，将烟酒灌下，即活。

## 又方名竹沥饮

名竹沥饮，用淡竹或苦竹或青水竹，去枝叶，截作一尺余长，劈作二片，每用不拘多少，或五六十片，以新汲井水浸一宿，如用急，只浸一二时，却以砖二片侧立，搁①竹于砖上，砖内以热火烘竹青，热砖外以碗盛竹流下清水，以瓦瓶收贮，外以冷水浸瓶，收用或沉井底亦好，每用半钟，与病者服之，或入煎药内服亦可。

## 救吃信石方

误食砒霜悔后迟，岂知临毙遇仙医。
冬青树下灵丹药，根向东生挖取皮。
忙捣汁来凉水灌，须臾吐泻两相宜。
人言涤尽身心泰，正好皈依念佛时。

## 止虚汗方

病里亡阳汗自流，人参附子一齐投。
各称一两忙煎服，遍体如油顷刻收。
步履三朝人复卧，解前参附毒无忧。
山茶黑豆煎汤饮，益寿延年到白头。

## 治青筋症心腹痛白虎丹

此言刮砂之说，又治心腹疼，妇人崩漏带下，气恼

---

① 搁：原作"阁"，径改，下同。

致病，或久患赤白痢疾，打扑内伤血不散，服之大效，名曰白虎丸。

白虎仙丹古石灰，谷神子制救人灾。
臼中为末水飞过，手上潮丸日晒来。
引宜烧酒一二盏，每服须吞五十枚。
保全男妇青筋症，广积阴功遍九垓。

### 治心痛

此药之名落盏汤，陈皮香附共良姜。
石菖蒲与吴萸等，细研调和广木香。
米饮为丸酒送下，壹钱早晚服为良。

### 治人口咬伤

争斗人来口咬伤，捣生栗子治之良。
栗敷每日重新换，止痛消红是妙方。

### 治痰厥气绝，心有微热回生丹

古塔何①年陈石灰，偶然痰厥救人灾。
先煎灰滚水莫用，后上水清滚极来。
倾出澄清温一盏，灌之窍口疾能开。
一时苏醒通荣卫，痰下回生果妙哉。

---

① 何：咸丰本作"多"。

24

## 救吃盐卤方

怒起痴愚不惜身，自吞盐卤泪频频。
取来肥皂忙生捣，绞汁调和水灌均。
吐出心中咸味尽，单方急救广传人。

## 又方

单方妙用豆浆灌，吐出卤成豆腐形。

## 阴症临危急救神方

阴症皆因直中寒，临危急救众心欢。
一分真麝胡椒等，牙硝加倍及黄丹。
四味五①分为细末，捣成一粒醋和丸。
患人左手心拿药，合在下焦马口间。
棉被盖来扶暖定，须臾汗出即相安。

## 治火疮

捣取冬青叶自然汁，入井花水，扫搽患处，再用滚
汤和冬青汁服，更妙。

## 疯狗咬摘红头发方

偶然疯狗动人惊，咬痛淋漓足畏行。
栗子取来口细嚼，忙敷患处得和平。

---

① 五：咸丰本作"六"。

彼时头上有红发，尽摘数根毒即清①。
迟恐发红隐入肚，毒藏腹内定伤生。

## 又疯狗咬方

凡狗舌出面尾垂者即疯狗。
用鱼胶，不拘多少，煎服，即下狗毒。

## 治被乌锐所伤

蜂蜜要真称八两，煎来一滚再相商。
好头烧酒一斤对，热服之时汗出良。
次日揭开床上看，被沾铁子体无伤。
酒随量饮安然卧，患愈分明祸转祥。

## 治箭头刺肉并治狗咬

箭头偶刺痛难当，昼夜无眠也不妨。
生栗口中深嚼烂，忙敷止痛是奇方。
箭头自出身心泰，荣卫调和益气汤。
恶狗咬伤如此用，消疼止痛效非常。

## 治针失咽下肚立出

偶然失线误吞针，下腹②忙时渐入深。
蚕豆失芽水煮熟，豆兼韭菜吃相侵。

---

① 清：咸丰本作"消"。
② 腹：咸丰本作"肚"。

菜从大便针同出，饮食如常得放心。

## 又方

单取象牙末炒吃，末调滚水立下针。

## 治汤泡火伤

汤火伤时最可怜，矿灰凉水搅而旋。
镟窝灰水取来用，调入桐油敷上痊。

## 又方

单方管仲陈为效，切片烘干细碾过。
未破调敷宜井水，皮开干上密筛罗。

## 又葵油方

独羡葵花秋色好，取来瓶内浸麻油。
火烧汤泡痛难忍，搽上生肌不用多。

## 又止痛立效诸方

狗油搽上立时效，冷酒涂之止痛奇。
鼠粪细研敷患处，红消痛止此方宜。

## 又诸妙方

檀条线香研为末，井水调敷疾自瘳。

### 又单方

单用鳖甲烧存性，敷末桐油气血和。

### 治脱阳神方

大病之后忌行房，误与相交或脱阳。
面黑喘时身冷汗，须臾急用此良方。
七根葱白连须挫，细碾砂盆酒煮香。
热酒灌之均两服，炒盐脐下熨回阳。

### 又回阳酒方

依前法服用生姜，七片煎之酒更良。
另有一方堪取用，桂皮煎酒服回阳。

### 治误食金银铜铁屡验方

蚕豆炒来研细末，砂糖调服一奇方。
误食金银铜铁锡，定从大便出为良。

### 治食河豚作胀

河豚食时腹作胀，红曲研为末治之。
火酒调均温服下，须臾消胀不宜迟。

### 又单方

一方单用芦根汁，腹胀忙吞疾可痊。

### 治箭头入骨即出

只须推粪一蜣螂，捣碎如泥煎水浆。
患处水浆时热洗，箭头自出拟为良。

### 治中痰方

木香末—钱五分　　冬瓜子—钱五分
煎汤灌下，痰盛加①竹沥姜汁。

### 治汤泼火烧方

石膏—合，研极细末，加桐油一杯为膏，敷患上，
其热即平，疼即止，不坏皮肉，肌肤如故，或加黄丹，
井水敷更效。

### 又方

用荸荠捣烂如泥，敷患处，不起泡愈。

### 治中风痰厥，半身不遂吹鼻方

用胡椒三粒，儿茶一钱，麝香一分，共为细末，每
用少许吹鼻内，男左女右立验。

### 治竹木刺入肉皮中不出方

鹿角末，以水调涂刺上，立出，久者不过一夕。

---

① 加：原作"如"，据咸丰本改。

### 又方

猪油调干，羊屎调上，即愈。

### 治烧酒醉死急救方

急同清水煮滚，仍取锅盖数个，轮流盖锅，取气汗水三钟，徐灌下即苏。

### 治心胁痛如锥刺者

用陈皮二钱　枳壳二钱　甘草三钱

共为末，以槐条煎汤，服之愈。

### 治盗汗不止涂脐方

用香白芷一味，不拘多少，为末，将自己唾津调涂肚脐上，即止。

### 治心气痛至死者，立刻回生

用艾团黄豆大，男左女右，炙大拇指曲节处，三壮立止。

### 治心头痛方

用明矾，不拘多少，为末，撮入手心，点醋为丸，如豆大，晒干，火酒吞下，七丸立效。

### 又方

枯矾一钱，用醋①煎汤服，一吐即愈。

### 治心气痛方

痰痛或死血作痛，皆可，白蜡三钱，痛时滚酒化下。

### 又方

用蚶子壳烧灰存性，不拘多少，和好酒吃下，即除根。

### 遇仙丹

治诸心痛虫痛及痰水积滞。

三棱五钱　莪术五钱　槟榔五钱　茵陈五钱　黑丑生者四两，熟者四两，各取头末二两

上共为末，用皂角煎汤加醋，打面糊为丸，空心温茶下三钱。

### 治痰厥方

用巴豆一粒，去壳，将纸取其油，作捻，男左女右，捻入鼻内，待打喷嚏，即醒。

---

① 醋：原作"酼"，据咸丰本改。

### 又方

用白矾二钱，放口内后以白滚汤灌下。

### 治刀疮方

用旧毡帽烧成灰，研碎干搽疮上，不数日即愈。

### 治呕吐不止

采嫩芦根洗净，石臼捣水煎汤，时时饮之愈。

### 治急救痰晕方

火动痰自生。
姜汁用小半杯，好真蜜糖一二匙。
服时入盐少许再入滚汤化下。

### 治中脘痛方

虫痛可用。
陈石灰三钱　缩砂五分
木椎擂碎，共入铜器中，炒一炷香。二药尽赤，急投磁器中，急以无灰生滚酒沃之，仍用磁器盖定，少选药沉，酒清逼出，清酒乘热徐饮。

### 火疮神方

用马粪不拘多少，晒干，火烧存性，研细末，生桐油鹅翎蘸搽之。忌饮冷水、冷茶、鹅羊椒料一应等发物。

## 治久患心气痛立止神方

连壳山栀十五枚，锅中整个炒焦开。
煎栀去壳一钟水，数沸川芎一钱来。
二味浓煎渣滤净，再加姜汁五匙偕。
痛时服下气能止，一日方将饮食怀。

## 治心气疼痛

用陈香圆烧灰存性，好酒和，服二钱即止。

## 治火伤立效三方

用鸡蛋清、黑砂糖调匀，敷上即愈。或用熟寒水石，研极细末，真麻油调敷亦效，或用老松树皮、锦纹大黄二味为极细末，真麻油调搽立愈。

## 汤火伤屡验第一仙方

汤火肌肤遭苦难，忙思急用此方歌。
麻油四两先煎滚，百沸终时黄蜡和。
蜡称二两入油内，乳香没药不须多。
冷定成膏贴患处，生肌止痛乐如何。

## 治跌损刀伤立效方

跌损刀伤实可怜，良方锅盖得奇传。
将刀盖底垢多刮，患处敷之立保全。

# 干燥火热门 第五，计十一方

## 治血虚肺燥消渴方

血虚肺燥，皮肤皱裂，及消渴干咳嗽、吐脓血、口舌干焦等症。用天门冬一味，不拘多少，汤泡将皮土俱去净，并去心捣烂如泥，入蜜和匀，不拘时。滚白汤化下，或半酒盏一酒盏，随意服之。如无汗①多，将苍术烧之，汗即出。

## 又方

用生山药一斤半捣烂，将杏仁一斤去皮尖，如杏仁内有双仁者，须拣去之，又用生牛乳汁二升，和一处搅匀，绞取其汁，出来用新磁瓶密固，封好隔汤煮一日，每服二三茶匙，空心白滚汤调下。

## 治消渴方

在缫丝之家，讨缫丝汤，饮之即愈。

## 治唇紧燥裂生疮方

唇裂生疮久不愈者，用橄榄一味，不拘多少，烧灰存性为细末，以生猪油和匀，搽患处，三四次即愈。

---

① 汗：原作"汁"，据咸丰本改。

### 治发狂如着鬼祟方

发狂叫跳，如着了鬼祟一般者，用蚕退纸烧灰存性，将温酒调服之，立愈。蚕退纸即蚕蛾抛子，在上者便是。

### 治阴虚火旺五心烦热方

用童便去头尾者，半茶盏，或食前或食远服之。每日服一二次，降火滋阴最速，其童便切勿用黄色者。

### 治身上火痛移动不定方

凡人身上火痛，移动不定，手按之不疼者，宜多用生山栀，捣烂以水浸，稠汁调面如膏药，贴在痛处，若干，即以水润之，又要常将山栀汁和面来换。

### 治胃脘火痛方

将山栀，拣肥大者九个，带壳槌碎，炒褐色，加川芎一钱、陈皮二钱，用水一茶钟，煎半茶钟，食远或食后服之，俱效。

### 治中消病方

用雄猪胆一个，将川黄连末入胆内，以满为度，于老米饭上蒸之，待饭熟取起去皮，将近胆饭捣烂为丸，桐子大，每食后，滚水服二钱即愈。

### 当归补血汤

大抵血实则身凉，虚则身热，或以饥困劳役，虚其阴血，则阳独治，故令肌热、目赤、面红、烦渴引饮，当归补血汤主之。

当归二钱　黄芪一两　多于当归数倍者，有形之血生于无形之气故也。

### 治阴虚火燥方

滋阴妙用熟生地，降火天冬与麦冬。

四味等分煎滚服，中焦火燥有神功。

人参加上为丸用，古方固本地黄同。

# 集古良方卷之三

古歙可亭江进纂辑，男蕃兰敬梓

## 五绝急救复苏门 第六，计五方

### 一自缢死

短见一时自缢死，良方复活果为奇。
旦而至暮犹能救，夜到天明不可医。
悬结解宽休用剪，令人抱起不宜迟。
膝头抵住留元气，谷道阴门总闭之。
半夏末先吹鼻内，再将皂荚末来吹。
须臾即活调荣卫，急救方传广布知。

### 一水溺死

急急可怜水溺死，忙忙令取灶中灰。
灰爬两石浑身裹，七孔须臾水路开。
皂荚末将绵纸卷，且通谷道水流来。
腹消水尽即时活，火酒舒怀饮数杯。

37

## 一鬼魇死

鬼魇死时须急救，近前切忌唤呼名。
痛咬脚根频唾面，鼻吹皂角即回生。
雄黄末碾亦吹效，淡服生姜汤可行。

## 一冬月冻死

冬月严寒忽冻死，热灰盛袋放脐身。
冷除频换浑身暖，温酒姜汤急救人。

## 一从高坠下血冲心死

从高坠下血冲心，欲死昏迷口失音。
急取一钟淡豆豉，水煎渣去灌之侵。
再将童便热来服，渐愈回生酒可斟。

## 瘟疫门 第七，计五方

### 塞鼻神方

沉木乳香四般香，牙皂硼砂并良姜。
官桂细辛各等分，川乌巴豆好麝香。
加上雄黄朱砂共，血蝎硇砂熟枣穰。
药粒丸成指顶大，呼吸补泻病离乡。
浑身疼痛俱可疗，沙子塞了便安康。
心中恍惚全然好，头疼风气不须忙。

痢疾水泻即时好，牙痛塞了笑一场。
腹中若有多年疾，酒下半粒便安康。
劝君请得身边带，途中有难便吉康。
紫阳真人无虚话，急将此药对人扬。

## 治瘟疫时症丸药

人间治疫有仙方，一两僵蚕二大黄。
姜汁为丸如弹大，井花调服便清凉。
此药施舍更大①。

## 人参败毒散

人参败毒散桔梗，甘草川芎茯苓等。
枳壳前胡羌独活，柴胡十味性凉冷。
时逢瘟疫忙煎服，扶正祛邪当自省。

## 败毒散，治一切瘟疫②

羌活、独活、柴胡、前胡、川芎、花粉、黄芩、桔
梗、枳壳、茯苓、干葛、甘草共十二味，各等分，用大
剂入锅内浓煎。患此症者，渴即与饮，不拘时候，此丘
文庄公方，费少利普。凡富家善士，遇疫作时，煎贮遍
施，尤第一阴德事。

---

① 大：咸丰本作"便"。
② 疫：原作"疾"，据目录改。

### 治时行热病神效方

大黄六两酒蒸过，皂角末筛四两功。
水跌丸如绿豆大，一钱每服滚汤中。

## 体气门 第八，计十三方

### 治狐臭

上好麝香称四厘，丁香研细末三厘。
取来二味为丸①小，胁孔将丸紧塞之。
再用馒头热挟住，两边取气臭能移。

### 治口臭

口中臭气实难闻，内火熬煎故上熏。
方用大黄为细末，青盐二位总传君。
等分每日频频擦，谈吐之时芳且芬。

### 治瘤神方，又能点痣，搽脚上鸡眼

桑木烧灰用一升，石灰风化照前称。
威灵仙煮鲜浓汁，熬入灰汤膏渐成。
瓶内取膏搽患处，赘瘤扫尽免人憎。

---

① 丸：原作"九"，据咸丰本改。

## 治汗斑方

汗斑夏月方能治，用好牙硝要细研。
加上硫黄为绝妙，称来二味各三钱。
生姜切片末沾擦，肌肤洁净乐人前。

## 又方

夏月汗斑疾可医，每逢浴后药搽宜。
生姜一块防风妙，风用三钱同捣泥。
浓醋浸时须隔宿，药盛麻布擦摩之。

## 治瘊子并搽赘瘤方

遍体生瘊疾可医，单方妙药与君知。
天南星研重罗末，酽醋调搽瘊去之。
又治赘瘤如此用，肌肤安药果为奇。

## 治脚汗方

两脚汗多不可当，要治原来有异方。
收取杨花鞋内放，自然无汗永为良。

## 治体气

香白芷一两　　干姜一两
共为细末，同热黄酒、生葱一大钟送下，汗出为
度。

### 又方

用自唾，以手指擦胁下数遍，以指甲去其垢，随用热水洗手数遍，十馀日全愈。

### 治紫斑方

用蜜陀僧、硫黄等分为末，姜汁蘸擦愈。

### 治白格方

黄丹　硫黄　雄黄　天南星各三钱　蜜陀僧一钱

共为末，先用姜擦患处后，用药擦之，其皮先白后黑神方。

### 点痣方

石灰如豆大，黏米七粒，咸水少许，俱入蛤蜊壳，对合，用线缚定，埋土中，三日取出，看已熔化，须仰卧，将圆细箸头点痣上，候干，方起疮脱痂，去痣矣。

### 治瘊子

地肤子、白矾各等分水煎洗即去。

## 膈噎门 第九，计十四方

### 治膈①食神方

紫背天葵根二②两，川椒七粒要寻真。
好头烧酒半斤足，浸色鲜红效更神。
每日饮食只半醉，开关能食病回春。
鲤鱼索面牛猪首，总戒方能可救人。

### 治膈③噎神方

犬粪取来淘骨屑，阴阳瓦上焙黄干。
屑碾酒调极细末，三钱一服便开关。

### 治多年膈食立验方

全白水牛喉管骨，七天醋浸洗烘干。
八九十次制为末，一钱五六分频餐。
陈远糙米汤煎用，多年膈食即平安。
驱痰化气开关窍，果是人间不老丹。

---

① 膈：原作"隔"，据目录改。
② 二：咸丰本作"三"。
③ 膈：原作"隔"，据目录改。

### 日食用米方

日月食时装袋米，手携上下动频频。
后明方住米留用，膈噎食之效更神。

### 万验膈食神方[①]

用千叶木槿花树叶一大把，煎汤一大碗，缓缓送下，立时开关，消痰进食神效。冬月用此叶末三四钱，米饮下万效，白花者佳。

### 油膈噎蜜油神方

用上好白蜜糖一斤，再用犍猪板油半斤，切成小方块，二味共入瓦罐内[②]，封固瓶口，锅内重汤熔化，文武火三炷香为度，取出开瓶，看油尽化，如未化，再煅，滤去皮膜并渣。每晨空心用无灰酒和蜜油数钱，热服，如不用酒，入白滚汤和服，每日止一次，不可间断，一二日即善饮食，神效。

### 治膈气神方

将老狗一只，不拘黄黑，缚定，衔枚捆嘴，倒挂出涎一碗，用大附子一个，重一两二三钱者，咀片放在涎

---

① 万验膈食神方：原作"万验膈噎食方"，据目录改。
② 内：原作"肉"，据咸丰本改。

内。煮干捣烂，加朱砂一钱，麝①香二分，为一丸，与病人嗅，又放在口内，略噙湿，取出手挫，又嗅，如此嗅两三日，即愈。

## 膈食方

百药草一两　白硼砂五钱　番木鳖苏炙黑色末，三钱

三味共为细②末，每服一钱，如五七日不进饮食者，用松叶、侧柏叶煎汤送下，如常者，用苏薄荷煎汤下，忌大荤。

## 治噎膈

用梨一个，钻十余孔，每孔入巴豆内一粒，饭上蒸熟，去豆吃梨，数次即愈。

## 五膈宽中散

治七情四气，伤于脾胃，以致阴阳不和，胸膈痞满，停痰气逆，遂成五膈之痛，一切冷气并皆治之。

厚朴去皮，姜制，八两　白豆蔻去皮，二两　丁香四两
甘草炙，一两　宿砂仁四两　木香三两　香附子炒　青皮去白　陈皮去白，各四两

上为末，每服一钱，姜盐汤点服，不拘时候。

---

① 麝：原作"射"，径改，下同。
② 细：咸丰本无。

### 十膈气散

专治十般膈气，冷膈、风膈、气膈、痰膈、执膈、忧膈、悲膈、水膈、食膈、喜膈。

官桂<sub>去皮</sub> 人参<sub>去芦</sub> 白茯苓 枳壳<sub>去穣，面炒</sub> 白术<sub>各一两</sub> 干生姜<sub>炮</sub> 甘草<sub>炙</sub> 神曲<sub>炒黄</sub> 麦蘖<sub>炒黄色</sub> 木香<sub>各半两</sub> 槟榔<sub>煨</sub> 莪术<sub>煨</sub> 京三棱①<sub>煨</sub> 诃梨勒皮 陈皮 厚朴<sub>去皮，姜制，各一两五钱</sub>

右末，每服二钱，盐一字，白汤下。如脾胃不和，腹胁胀满，水一钟，姜一②片，枣一枚，盐少许，煎服。

### 治胃气痛、心气痛妙方

用明矾<sub>一两，生熟各一半</sub>

共为末，饭捣丸，如绿豆大，每服二十七粒，雄黄为衣，空心花椒汤送下即愈。

### 又方药酒

万年青根一两，搥碎；丁皮一两，切细，用米烧酒二斤、白酒浆二斤，药入坛内，煮一炷香，取出三四日，听用。

---

① 棱：原作"稜"，径改，下同。
② 一：咸丰本作"七"。

## 治膈噎药酒验方

荸荠四两捣来用，厚朴陈皮白蔻仁。

各称一两白糖共，橘饼米糖四两均。

二两蜜糖成八味，酒浆烧酒各三斤。

入坛药酒十饮日，每饮早中晚可斟。

# 集古良方卷之四

古歙可亭江进纂辑，男蕃兰敬梓

## 痰嗽门 第十，计十四方

### 治痰火久嗽

消痰降火效如神，净肉胡桃均杏仁。
二味去皮川蜜浸，重汤煮熟食频频。

### 治食积寒痰作痛

食积寒痰腹内痛，可将火酒浸糖铊。
重汤煮化忙来服，气顺痰消积自磨。

### 治肺痈仙方

肺痈吐出血成块，名掳掳藤仙方载。
三五七根单数洗，连根带叶捣无碍。
去渣用汁酒均调，重水煮香青可爱。
切忌阴人不可近，频频服愈真自在。

### 治嗽仙方

瓜蒌子，每个去壳，焙焦为末，用蜜调入罐内，封固，煅熟，清晨白滚水送下，一二匙即止。

### 治呃逆二方

呃逆须用二陈汤，柿叶丁香总妙方。
引用竹茹煎热服，自然气顺果为良。

### 又治呃逆

单用生姜捣取汁，砂糖二味共调匀。
重汤煅热徐徐服，呃止方知效更神。

### 治咳嗽

一两香油二两蜜，四两生姜自然汁。
杏仁梨白各少许，漫火熬膏如胶漆。
每日清晨服三匙，远来咳嗽永无迹。

### 观音救苦丹

治久咳嗽。

用大雪梨去皮心，捣汁一斤　真川蜜一斤　胡桃仁连皮半斤　川贝母去心三钱，为末　辰砂一钱五分，为末　生姜捣自然汁一钱

共入瓦罐内，生面封口，隔汤煮三炷香，埋土一宿，取出，每日不时服，久嗽渐能全愈。

### 治痰晕

明矾，火煅过为末，姜汤调下，吐之即愈。

### 化痰丸

天络丝，即丝瓜也，烧存性为细末，枣肉为丸，如弹子大，每服一丸，好酒下，化痰立效。

### 治久咳嗽

用鸡蛋一个，入川蜜少许，水一小杯，和均，重汤煅熟，空心服，数次愈。

雄猪肺一个，不见水者　桑白皮五钱　蜜蜡一两
上盛肺管内，共煮，空心食之妙。

### 又方

用川贝母不拘多少，去心为细末，调上好川蜜，入磁罐内，重汤煮熟，每空心服二三匙，白滚汤化下。

### 痰嗽面浮肿不能眠立效方

蚌壳烧红为细末，少加青黛入其中。
一钱每次齑汤饮，数点麻油服有功。
嗽止痰消浮肿散，夜来得卧睡偏浓。

## 哮喘门 第十一，计十三方

### 治哮妙方

鼠粪白糖各五钱，滚汤调入碗中研。
澄清渣去重汤煮，热服须臾哮疾痊。

### 治哮喘立定煎药

冬花半夏各三钱，苏子桑皮分亦然。
杏仁钱半枯芩共，姜汁泡芩杏去尖。
退壳白果甘一个，留衣炒色淡黄鲜。
一星甘草麻黄二，水浸三钟缓火煎。
哮喘不拘时进服，永加康泰得延年。

### 又七粒金丹

巴豆七颗油去净，乌梅三个肉微冲[①]。
捣碎两般如芥子，每吞七粒验如神。
哮重九丸开水送，至喘十三临卧津。
恼努五辛多切忌，永远清和气自新。

### 定哮喘丸药

一两真传百药煎，倍加知母更除毛。

---

① 冲：咸丰本作"伸"。

乌梅蒸肉为宜捣，贝母如知莫少毫。
研末梧丸其样大，连皮姜水进勤劳。
每服清晨三十粒，喘定依然始道高。

## 定喘丸

胡桃肉一两　细茶末五钱

上和匀，入蜜三四匙，捣成丸，如弹子，不时噙化。

## 治痰喘哮嗽经验方

孩儿茶五钱　片黄芩二钱　防风二钱　栀子一钱　麝香五分　片脑一分　朱砂一钱

上为细末，米饭捣和为丸，如黄豆大，朱砂为衣，每夜噙一丸舌下，待其自化。如久嗽，候药消尽，再用一丸极效。

## 鸡鸣丸

咳嗽元来十八般，只因邪气入心经。
脾嗽之时多吐热，痨嗽膈内只痰涎。
肾嗽须知多虚响，胃嗽背甲痛多寒。
大肠嗽时三焦热，小肠嗽时口苦干。
少阳嗽时肠内鸣，二①阴嗽时多潮热。
冷嗽夜间多沉重，肝嗽夜夜不安宁。

———————

① 二：咸丰本作"三"。

肠风嗽时喉多癣，肺嗽痰多喘嗽难。

热嗽吐血连心痛，膀胱嗽时气相连。

暴嗽日间多汗出，临风嗽时受多痰。

总言计前十八症，用心记取鸡鸣丸。

半夏　贝母　杏仁去皮尖　苦葶苈　桔梗　陈皮
北五味　旋覆①花　紫苏子　甘草　阿胶　人参　御米
壳各等分

上为细末，炼蜜丸，如弹子大，每服一丸，乌梅一
个，枣三枚，煎汤食远，嚼药吞下。

### 老人气喘方

一名三子养亲汤。

真苏子　白芥子　萝卜子各等分

上洗净，纸上微炒，捣碎，每服三钱，用绢包之，
入汤内煮，当茶服。冬月加生姜二斤②。

### 治嗽方

白糖　生姜

捣烂隔一宿，露过，白萝卜汤下。

### 治哮喘神效方

天麻—两　桔梗五钱　防风—两　半夏姜制，一两　枳

---

① 覆：原作"复"，径改。
② 斤：咸丰本作"片"。

壳五钱　朱砂二钱　青礞石火炼存性，二钱　雄黄二钱　胆星一两　巴豆霜去油，五分

上末清水丸，粟米大，小儿每用三分，大人用七分，姜汤送下。

### 上清噙化丸

治火热上攻，喉干舌苦。

薄荷四两　桔梗二两　甘草一两　硼砂二钱

上为细末，炼蜜为丸，如弹子大，口噙化。

### 治齁方神效

男妇老少并乳齁俱治。

麻黄一钱　甘草一钱　杏仁去皮尖，一钱　白石膏一钱芽茶一钱五分　白茯苓一钱　枳壳七分

上水一钟，煎七分服。

### 治久远痰火哮喘立效方

净蕊款①冬花，烧烟纸套斜。
芦筒烟引吃，数服效堪夸。

———————————

① 款：原作"欵"，据咸丰本改。

## 痨瘵虚损门 第十二，计十①方

### 治痨瘵方

用青蒿草一大束，去根洗净，切碎入砂锅内，用水七碗煮烂，去渣滤取清汁，慢慢火熬至一碗，入童便一碗在内，再共熬一碗，入贮磁罐内，每服四五茶匙，不拘时，酒调和服之。

### 杀痨虫方

有痨虫者，食腌鳗鱼，并细嚼其骨。盖此鱼之肉，最补阴补神，其骨髓最能杀虫，且其骨髓流入牙齿间，兼杀牙虫，能止牙疼，故此鱼最可用，切忌鲜鳗。

### 治虚损水芝丸

将莲肉去心，不去皮，不拘多少，酒浸一夜，放在大猪肚内，以水煮熟，取出，焙干为细末，仍用酒煮烂为丸，如梧桐子大，每服七十丸，空心酒送下。

### 三伏晒艾治痨病神水

采嫩艾头单一味，瓦瓶装满用新鲜。
瓶中充实宜家艾，南北东西写四边。

---

① 十：原作"一"，据咸丰本改。

瓶口泥封每日晒，一朝一向顺而旋。
阴天风雨仍前转，以伞张之心要专。
初伏晒来三伏止，再移阴处化清泉。
严冬头九开瓶饮，痨病收功寿百年。

## 赤白何首乌丸

八月间，取赤何首乌、白何首乌各一斤，以竹刀削去皮，切碎拌匀，用米泔水浸一夜，滤出晒干，以人乳拌匀，其乳只用养男儿者，不用养女儿者。将黑豆铺在甑内，加何首乌在上蒸熟，又再晒干，分作二次，用去皮红枣煮熟，去核同何首乌捣烂为丸，如梧桐子大，每服一百丸，空心淡盐汤下。忌铁器、萝卜及诸物之血。

### 治肾脉虚大遗精溺血

用黄柏、知母各四两，盐酒炒；熟地黄六两，酒洗蒸；败龟板四两，酥炙，共为末，炼蜜和猪脊髓丸，梧桐子大，每服一百丸，空心淡盐汤下。

## 治五劳七伤、诸虚百损打老儿丸，又名加味还少丹

凡年五十上下，人俱可服。

石菖蒲一两，净　川牛膝一两五钱，去芦，酒洗净　干山药二两，饭上蒸，净　远志二两，去苗，甘草水煮去心，净　巴戟洗净，二两，连珠者佳　川续断二两，酒浸洗　五味子一两五钱　白茯苓一两五钱　楮实子二两，酒洗净　杜仲二两，盐酒炒断丝　山茱萸二两，去核　熟地黄二两，酒洗，蒸　肉苁蓉

56

酒洗蒸，二两　　枸杞子二两　　小茴香二两

共为末，酒糊为丸，如梧桐子大，每服六七十丸，空心温酒送下。

## 治虚损龟鹿二仙丹

专补真元。

用人参、枸杞、败龟板、鹿角胶等分煎膏，空心不拘多少，以酒或白滚汤调服。

## 治痰火童子痨绝妙方

用人中白，须天露者，不拘多少，炭火煅过，用布包放在青靛缸内，浸七日，取起，晒干为末，每服三钱，蜜汤送下，十日即愈。

## 治虚劳体痛方

又名千金方。

用天门冬去心为末，酒服方寸匕，日三次，忌鲤鱼。

# 癫痫门 第十三，计十方

## 五痫丸

治癫痫发作，不问新旧，并宜服之。

全蝎去毒，炒二钱　　皂角四两，搥碎，水半升，将汁与白矾

一同熬干　半夏汤七①次，炮二两　南星炮一两　乌蛇酒浸一夕，去骨焙干，一②两　白附子炮，半两　雄黄一钱半，另研　白矾一两　蜈蚣半条，去头足用　朱砂二钱半，另研　麝香三钱，另研　白僵蚕一两半，炒去③丝

上为末，姜汁煮，面糊丸，如梧桐子大，每服三十丸，姜汤下。

### 郁金丹

治痫疾。

川芎二两　防风　郁金　猪牙皂角　明矾各一两　蜈蚣黄脚、赤脚各一条

上为细末，蒸饼丸，如梧桐子大，空心茶清下十五丸。

### 治羊癫风④妙方

床上多年稻草穰，上除下去用中央。
水煎稻草浓汤饮，一切癫疯永吉祥。

### 又方

用狗牙骨烧存性，为细末，酒调服，三钱即愈。

---

① 七：原空一格，据咸丰本补。
② 一：原空一格，据咸丰本补。
③ 去：原作"半"，据咸丰本改。
④ 风：原作"疯"。

58

## 镇心丹

治诸痫。

上好辰砂，不拘多少，为细末，猪心血和匀，以蒸饼裹剂蒸熟，取出丸，如梧桐子大，每服十丸，食后临卧，人参汤送下。

## 追风祛痰丸

治诸风痫暗风。

防风　天麻　僵蚕炒去丝嘴　白附子煨，各一两　全蝎去毒，炒　木香各半两　朱砂另为衣，七钱半　猪牙皂角炒，一两　白矾枯半两　半夏汤泡七次，碾为末，秤六两，分作二分，一分用生姜汁作曲，一分用皂角洗浆作曲　南星三对，剉，一半化白矾水浸，一半皂角浆，各一宿

上为细末，姜糊为丸，如梧桐子大，每服七八十丸，食远临卧，用淡姜汤或薄荷汤下。

## 朱砂安神丸

治颠症。

朱砂二钱　川连三钱　生甘草一钱

上为末，汤浸，蒸饼为丸，如黍米大，每服十五丸，食后，以津液咽下。

## 三黄石膏汤

治狂症。

黄连　黄柏各七分　黄芩八分　石膏一钱五分　知母七分　甘草六分　水煎服

## 利惊丹

治惊痫气实者。

青黛　轻粉各一钱　牵牛五钱　天竺黄二钱①

用蜜丸，黍米大，每服一钱，得利止后，服二陈汤调理之剂。

**沉香滚痰丸**治一切痰火怪症、颠狂、胡言乱语、称神说鬼，皆神效

好大黄一斤，酒蒸　黄芩一两，酒洗　沉香一两二钱　礞石三两，火硝煅，如金色

上为末，清水滴丸，如绿豆大，每服一钱，临卧服，次早当下痰，如无，至夜再服。

## 诸血症门 第十四，计二十六方

### 止鼻血诸方歌

当问鼻血动人愁，茅草根汤用几瓯。
墨研纸团安患处，捣葱滴鼻疾能瘳。

―――――――――

① 二钱：原脱，据咸丰本补。

## 又方

鼻中日夜长流血，发顶分开布湿头。
凉水盛来铜斗熨，水升火降不须忧。

## 治鼻衄

石榴花瓣干为末，鼻血来时急可医。
红见榴花立刻止，鼻中吹末①果为奇。
采收五月端阳日，遇血忙将总治之。

## 又方

鼻衄发作，整桶流出，但用南康真蛤粉二两，滚白汤调服。

## 又方

再用蒲黄、青黛各一两，水调成膏，贴耳后。

## 止吐血妙方

三时草与芦蒿草，二味取根干同捣。
若见吐血不归经，藕汤调服即时好。

---

① 末：原作"未"，据咸丰本改。

## 又乌龙丹

乌龙一味①透心凉，血吐盈盆也不妨。
竹节格烧存性研，藕汤调服最为良。

## 治呕血不止

酒炒大黄二三钱，煎服即止。

## 治便血

槐花子炒荆芥穗，等末三钱服妙方。
每日空心蜜水下，血归经络寿延长。

## 又便血二方

单方每日汤圆吃，养胃清晨极厚肠。

## 又方

槐角子全鸡蛋煮，空心食蛋二枚良。

## 治肠风下血三方

青州柿饼血家宝，即与槐花将子抱。
两个蒂除合扎紧，麻油浸过火烘燥。
浸油二次火如前，静去槐花食饼好。
每日空心细嚼下，止红二便无烦恼。

---

① 味：原讹作"呋"，据咸丰本改。

### 又肠风下血方

石耳取来淘洗净，砂锅煮烂忌盐油。
空心每日频频食，血止安然到白头。

### 治肠①风便血

旧破葫芦瓢洗净，烧过存性，为末，将荞麦粉为丸，每日早，或藕节汤或扁柏苏梗煎汤，送下三钱。

### 治心疔出血不止

诸药不效，服此立验。
用真麻油一钟，服下，其血自止。

### 治便血神方

用臭椿树根，向东者，以长流水洗净，木捶其骨，留皮，阴阳瓦焙干黄色，用一两，河水一盏，无灰酒一盏，同煎，露一宿，空心煅熟②，徐徐服，即愈。

### 吐红方

韭菜根净，石臼木杵捣烂，入童便在内，却用布绞去渣，止，将汁与便磁罐盛之，置火边，令热浊者居下不用，止，取其汁便之清者服之，甚效。

---

① 肠：原讹作"胜"，据咸丰本改。
② 熟：咸丰本作"热"。

## 又方

用向东侧柏叶捣烂，入井花水，清晨凉服。

## 治肠风下血方

木香、黄连，二味为末，入肥猪大脏内，两头扎定，煮极烂，去药食猪脏，或连药捣为丸，通食之。

## 大便小便有血

茱萸共黄连，同炒不同研，粪前茱萸酒，粪后酒黄连。

制法：茱萸一两，黄连一两，共一处，同①酒泡三日夜，取出，同炒干为末。

茱萸丸治小便血，用泡药酒打糊为丸，梧桐子大，每服五十丸，空心温酒送下。黄连丸，治大便下血，仍用泡药酒打糊为丸，梧桐子大，每服五十丸，空心温酒送下。

## 气冲血流不止

红鸡冠花烧灰，棕树烧灰。
上用好酒，送下立时即愈。

---

① 同：咸丰本作"用"。

## 又方

白鸡冠花烧灰，热酒调服，汗①出为度。

## 治吐血不止

用丝瓜去子，烧灰存性为末，酒调服。

## 又方

五月端午日，采车前草，阴干，酒煎服止。

## 治诸疮二方

治血风诸疮出血及久远廉疮，凡诸疮口陷下者，用青州柿饼，口中嚼烂，敷疮上，一日一换，即长平愈。

## 又方

凡诸恶毒疮流浓血及疮口高肿者，用黑铅打成薄片，贴上布缚紧，甘草煎汤，一日一洗，数日即消愈。

牙皂三钱五分　朱砂二钱五分　明雄二钱五分　北细辛三钱五分　广皮二钱　广木香二钱　苏合香二钱　桔梗二钱　杜仲二钱　苏薄荷二钱　枯矾一钱五分　白芷二钱　防风二钱　法半夏二钱　甘草二钱

诸药照分称足，共研细末，装入磁瓶，随带身旁，可治急症。何为急症？起首脉散，牙紧发荒，手足麻

---

① 汗：原讹作"汁"，据咸丰本改。

木，闭目不语，喉肿心痛，医多不知此症，误认为喉风。此症名曰朱砂症，又名心经疔。

凡远近长幼男女，如遭此患，先用药三分，吹入鼻孔内，再将药称足一钱，姜汤冲服，服后用红纸焠照心窝、背心、舌底三处，见红点发现，即用针挑破，内有红筋挑出，方保无虞，若大意命在顷刻，此药不但专治此症，一切感冒伤寒痧症亦可治之。此方系贵州省丹平山天雷击出，路人见之，抄写于纸，布散四方，救人无数。

此症甚急，药宜早备，如病至求药，则迟。孕妇忌服。

# 集古良方卷之五

古歙可亭江进纂辑，男蕃兰敬梓

## 疟疾门 第十五，计十二方

夏伤暑秋，发疟邪，正气相交，搏冷停痰，寒热作，日一发容易治，二三日难捉摸，辨阴阳为上，着午前来属阳疟，午后发属阴疟，阳用寒阴热药，五方歌细参酌。

### 治疟五方歌

热多寒少者，心经温疟名，心烦而少睡。
用药要柴芩，但寒而热少，肾经寒疟名。
腰疼更足冷，姜桂并二陈，先寒后大热。
咳嗽属肺经，此疟名曰瘅，参苏加减灵。
热长而寒短，筋脉揪缩肝，此乃名风疟。
小柴香附安，寒热两相停，呕吐痰沫倾。
脾经名食疟，清脾饮最神。

### 截疟妙方

黄豆整将金墨染，晒干收贮忌阴人。

面东疟疾吞三粒，井水空心效更神。

## 截疟神丹

患久皆因热与寒，积痰脏腑未能安。
煮来螃蟹频频食，酒饮微微截疟丹。

## 截疟神药

何首乌八钱　陈皮三钱　青皮三钱
酒水各一钟，煎八分，露一宿，疾来之日，五鼓热服，切忌经妇人手。

### 间日疟疾诸药不治，连服三贴即止。

赤何首乌一钱　厚朴六分　陈皮五分　苍术五分　柴胡五分　制半夏四分　干葛三分　泽泻三分　天花粉三分大甘草三分
水二钟，姜三片煎服。

## 治伤食疟方

何首乌一两，秦艽五分，用无灰好酒一大钟，同煎一处，煎至大半钟，空心一服，临发前一个时辰，又一服，即愈。

## 治一切疟方

柴胡三钱　陈皮五分　知母三钱　当归一钱五分
上水钟半，煎八分，食远服。

### 疟疾方

何首乌称一两重，青皮陈皮各三钱。
一钱甘草水煎露，温服空心疟即痊。

## 痢疾门 第十六，计二十二方

### 治痢疾诸方歌

初痢山楂①共大黄，香连归芍最为良。
鲫鱼淡食能开胃，萝卜茵煎极厚肠。

### 又方

久痢脉虚形容弱，补中益气正相当。
健脾扁豆煨莲肉，荣卫调和是妙方。

### 治禁口通肠赤白痢疾三方

椿树臭名根上皮，取来泥洗痢堪医。
或将瓶酒三白酒，多寡坛中药煮宜。
封固火时香一炷，土埋一宿任君移。
空心温服半钟酒，禁口通肠效更奇。

---

① 楂：原作"查"，径改，下同。

## 又方

禁口之名食不能，神方急与①王瓜藤。
烧灰为末先存性，后用酒浆调服澄。
每日三钱吞一服，痢除得食最相应。

## 又方

此方只用金银花，酒水同煎气味佳。
徐服鼻闻开禁口，须臾能食胜丹砂。

## 治禁口痢

绿色升麻二钱，醋炒　人参三钱　莲肉三十枚
水一钟，煎半钟，服一蜜为丸，每用白汤服四钱，
更妙。

## 又赤白痢疾三方

山楂净肉末三钱，炒黑，赤痢蜜调食下咽。
白痢砂糖调服妙，每逢赤白二糖全。

## 又方

大白萝卜捣碎，取自然汁一大盏，白痢用黑砂糖二
匙，红痢用蜜二匙，各调和服之，陈白萝卜煎汤服，即
止。

---

① 与：咸丰本作"取"。

### 又方

用荸荠、红枣久浸火酒，赤食荠，白食枣。

### 治泻痢三白汤

泻痢必须三白汤，不拘寒热总相当。
白糖调入白烧酒，鸡蛋白和三味良。
等分煅热徐徐服，痢止安然是妙方。

### 止痢神方

用自死鳝鱼，烧灰为末，酒调服即愈。或以韭菜同炒，食更妙。

### 治久痢不须服药二方

用海蜇温水洗净，切丝醋拌并萝卜丝食之，数次即愈。如白痢，加生姜米食之，其滞同海蜇，从大便出而愈。

### 又方

用梧桐叶七个，煎汤热洗患人脚心，男左女右，其痢即止，不可过洗，则恐难大便。

### 治禁口痢

男妇汤饮、米谷不下者，极验。
莲子去壳，留红皮及心。

上为细末，用井水调下，每服二钱或三钱，日进二服，见效。石莲子去壳净，单①用肉为末，荷叶煎汤，服二钱亦效。

### 又方

累试累效绝胜诸方。

黄连三钱　人参一钱五分

上水一钟半，煎至七分，温服，药入口即苏。

### 治赤白痢初起妙方

用好茶叶一两，并连皮生姜五钱，一同捣碎，家茶服之，极效；甚者，只服二三次。如白痢，连皮生姜一两，好茶叶五钱。

### 治禁口痢方

鹿角煅存性为末，三钱

大人三钱，小儿二钱，好酒送下，立时思饮食，最妙。

### 治禁口痢验方

蜡肉骨烧存性为末，好酒送下，二钱即能食。

---

① 单：原脱，据咸丰本补。

### 又方

石莲子肉、砂仁等分为末，每服二钱，老米汤调服即愈。

### 治禁口痢诸药不效者

用五谷虫洗净，瓦焙干为末，用一二匙米饮调服，就能饮食，大效。

### 治红白痢

用扁豆花二两，红痢用白花，白痢用红花，煎汤入红糖一两，姜汁五钱，热服即止。

### 治红白痢不论久近并禁口痢

用麻萝卜叶，捣汁露一宿，入红糖，空心服，不过三次即愈。

## 霍乱吐泻门 第十七，计二十方

### 霍乱治例

内有所积，外有所感，致成吐泻，仍用二陈汤加减，作吐以提其气，此非鬼神，皆属饮食。前人确论乃阳不升，阴不降，乖隔而成，切莫与谷食，虽米饮一呷入口即死，必待吐泻过二三时，直至饥甚，方可与稀粥食之，或用樟木煎汤吐之亦可。大法：不渴者，用理中汤，渴者，用五苓①散。

### 回生散

治霍乱吐泻，但一点胃气存者，服之回生。

陈皮去白　藿香去土，各等分

上每服一两，水二钟，煎一钟去渣，温服，不拘时候。

### 姜盐饮

治霍乱欲吐不吐，欲泻不泻。

盐一两　生姜半两，切

上同炒，令色变，以水一碗，煎热服，甚者，童子小便一盏。

### 治干霍乱

二陈汤加川芎、苍术、防风、白芷又云白术

右剉姜五片，煎服。

### 霍乱吐泻症歌

霍乱须分湿与干，吐空泻尽始能安。

若还关格阴阳逆，生死分明反掌间。

---

① 苓：咸丰本作"苓"。

甚者①转筋仍厥逆，理中姜附可祛寒。
热多而渴五苓散，暑症香茹藿朴堪。

## 霍乱二妙方

吴萸木瓜同食盐，三味炒焦各五钱。
滚汤和药重煎过，意随冷热服之痊。

## 又方

一撮食盐一盏醋，煎至八分能止吐。
徐徐服下即相安，泻止之时元气固。

## 止呕汤二方

一用枇杷叶蜜炙煎汤服，即愈。
吐呕皆因气逆结，姜橘煎汤真奇绝。
陈皮六钱去半白，干姜三钱炒极黑。

## 治霍乱如神

木瓜煎汤，频服即止，神效异常。

## 四时用药歌

藿香正气春冬用，五积严寒可救人。
夏日藿苓为要领，六和秋月有神灵。

---

① 者：咸丰本作"则"。

### 治水泻二方

一用猪苓、泽泻、白术、白茯苓各等分，白水煎即愈。

水泻单用粗草纸，烧来存性细研过。
空心酒服三钱末，美酒无灰调治和。
重吐三次能全愈，轻调一服不须多。

### 治脾泻方

肉豆蔻十三个，面包煨过　黄连盐水炒，二两，酒炒二两
木香三钱　共为末，面糊为丸，如梧子大，每日空心白酒送下三钱。

### 治暴下不止

车前子一味，为末，用米汤，每次送下二钱。

### 治大人小儿泄泻妙方

向北梧桐叶七个，煎汤热浸脚心搓。
须辨左男右女脚，立时止泻效偏多。

### 脾泻丸

白术二两，饭上蒸　木香五钱　白茯苓二两，蒸熟　小茴香一两，炒　肉豆蔻一两，面包煨　破故纸二两，炒
上为末，生姜汤煮，红枣肉为丸，梧桐子大，空心米汤下，八十丸，甚者食前再服。

## 治霍乱不须服药只点眼角妙方

男左女右点眼角，明雄上好一分研。
火硝只用半分足，二味调匀点即痊。

## 治霍乱方

藿香一钱　香附一钱　甘草一钱　陈皮一钱
上水一大钟，煎五分服，重者加一倍，煎服①。

## 治霍乱吐泻腹疼转筋火方

用盐纳脐中，熨之，再用滚水、冷水各半盏，入盐
少许，顿服，吐泻即止，疼即定。

## 秘验止久泻痢丸

黄蜡飞丹各一两，再研一两末明矾。
蜡先镕化铜锅内，次入丹矾乘热丸。
再加二丸如豆大，空心米饮下神丹。
小儿只用一丸效，泻止痢除身自安。

---

① 重者加一倍，煎服：原脱，据咸丰本补。

## 鼓胀门 第十八，计九方

### 治鼓胀妙方

陈苦葫芦用一个，颈边开孔欲留皮。
再将皮酒来装满，盖完封固土埋之。
一七取来针刺底，慢留苦酒饮无疑。
空心饮一小杯酒，三日三杯泻水奇。
水出鼓消饮食进，忌盐百日报君知。

### 又方

杨树生虫蛀屑多，取来收贮济沉疴。
再添马齿苋同治，二味煎汤腹上摩。
每日浴时消鼓胀，宽中快气自调和。

### 治腹满方

白术一钱五分　白茯苓一钱五分　木通六分　香附子一
钱　山楂一钱六分　苍术八分　黄连七分，炒　枳实六分
泽泻八分　木香四分　苏梗七分　山栀仁一钱二分，炒　槟
榔八分　当归一钱三分

上水二钟，生姜三片，煎至八分，食前服。忌生
冷、鱼、肉、鸡、面、羊、酒、盐物。

### 治鼓胀神方

独蒜头一百个，捣烂，将上好雄黄五钱，捣碎入蒜，一处调匀，病人手弄成丸，如小指头大，空心滚水或酒下，食完病愈，如不能为丸，将蒜煮粘米粥吃，不用雄黄亦可。

### 又方

用旱莲①草取根时，将土挖深，根往下拔，不可往上拔，将根晒干，微炒，研末，用三钱，同面锅内做饼，食之腹内微痛。取净桶，大便污水秽物注下成桶，次日如前作饼，食之亦出，秽物轻者，一服而愈。

### 敷脐消鼓胀方

活鲫连肠用一个，麝香开窍一钱真。
两般捣烂如泥样，顿热敷脐布扎均。
热手时时脐上熨，腹中垢污泻频频。
忌盐百日君须记，鼓胀全消广济人。

### 开盐服药方

泽泻　赤芍　白术　茯苓
上各等分为末，用鲫鱼一个，去肠入盐、麝少许，将药入鱼肚内，焙干为末，每服二三钱，僵蚕煎汤送下。

---

① 莲：原作"连"，径改。

### 治鼓胀

用雄猪肚一个，入槟榔末一钱，牵牛末一钱，砂仁五分，葱三根，炒，再用整头大蒜填满为止，线扎口，入磁罐内，酒煮烂，去肚并药取蒜食之，饮汁二三杯，少刻大便去，气不绝，渐渐宽泰，其大便自去，黄水如不去，水饮高良姜汁，一小杯即去，再服健脾药更妙。

### 治鼓胀垂危

用鲤鱼一斤多，重者，将赤小豆填满鱼腹，煮熟食之，三次即愈。

## 水肿门 第十九，计九方

### 牵牛妙酒

治一切肚腹四肢发肿，不问水肿、气肿、湿肿皆效。

用干鸡屎一升，锅内炒黄，以好酒三碗，淬下，煮作一碗，滤去渣，令病人饮之，少顷腹中气大转动作鸣，大便利下，于脚膝及脐上下先作皱起，渐渐消复。如利未尽，再服一剂，以田螺二枚滚酒内，绰熟食之，即止。后以温粥调理，安好如常。此方峨眉有一僧，以此治一人浮肿，一二日即愈，自能牵牛来谢，故名。

### 三因当归散

水肿之疾多由肾水不能摄心火，心火不能养脾土，脾土不能制水，水气盈溢，气脉闭塞，渗透经络，发为浮肿之症，心腹坚胀，喘满为不安。

木香煨　赤茯苓　当归洗　桂心　木通　赤芍药牡丹皮　槟榔　陈皮　白术各等分

上㕮咀，每服三钱，水一钟，紫苏五叶，木瓜一片，煎至八分温服。

### 葶苈木香散

治暑湿伤脾，水肿腹胀，小便赤，大便滑。

葶苈二钱半，炒香　木香五分　茯苓去皮，二钱半　肉桂二钱　滑石三两　猪苓二钱半　泽泻　木通　甘草各五钱白术一两

上为末，每服二钱，白汤下，不拘时候。

### 五皮散

治风湿客于脾经，气血凝滞，以致面目虚浮，四肢肿满，心腹膨胀，上气促急。

五加皮　地骨皮　生姜皮　大腹皮　茯苓皮各等分

上㕮咀，每服三钱，水一钟，煎至八分，热服不拘时，忌生冷、油腻、坚硬等物。一方去五加皮、地骨皮，用陈皮、桑白皮。

### 香苏散

治水气虚肿，小便赤涩。

陈皮一两去白　防己　木通　紫苏各五钱

上㕮咀，每服一两，水二钟，姜三片，煎至一钟，去渣，食前通口服。

### 商陆散

治十肿水气。

商陆汁，一盏　甘遂一钱　土狗一个，自死者

上为末，以商陆汁调，空心服，日午利下水，忌盐一百日。

### 十枣丸

治水气浮肿，上气喘急，大小便不通。

甘遂　大戟　莞花各等分

上为末，枣煮熟去皮核，杵烂为丸，如梧桐子大，每服四十丸，清晨热汤下，以利去黄水为度，不利，次日再服。

### 煨肾丸

治脾虚邪水流注经络，腿膝挛急，四肢肿痛。

甘遂生，五钱　木香一两

上为末，每服一钱，以猪腰一个，剜开去筋膜，掺

药在内，用薄荷裹定，外用纸四五层，再裹以手①湿，于火内煨熟，临卧细嚼，温酒咽下，利去黄水为度。

### 治黄疸病方

鸡蛋—个　猪胆—个

上二味调匀，不拘时服，如心翻不下，用干糕咽之，三次即愈。

## 肚腹门 第二十，计十三方

### 治腹疼

用高良姜、香附子，各另为末，用时取二味各炒，然后匀和一处，以米姜汤调服，立止。

### 立消散

治腹疼。

用干马胡姜细末筛净，七分或八分热酒调服。

### 治绞肠痧

用好明矾末，滚水调服。

---

① 手：咸丰本作"水"。

## 又方

若阴痧腹痛而手足冷，有身上红点，以灯草蘸油点火烧之。阳痧则肠痛而手足暖，以针刺其手指，近爪甲处一分半许，出血即安，仍先自两臂，将下恶血，令聚指头，刺出血。

## 炒盐方

治绞肠沙，痛不可忍，炒盐一两，热汤灌下口中或吐或利，肠痛即止。

## 针刺恶血方

治绞肠沙，以手蘸温水于病人膝腕，用力拍打，有紫黑处，以针刺去恶血即愈。

## 治心腹恶气口吐清水

用艾叶捣汁，饮之干，煮汁服。

## 琥珀散

追虫打积甚效。

黑牵牛二两　槟榔一两

上为细末，空心用砂糖调汤送下三钱，要见虫积，方饮食为妙。

### 木香调气散

治气滞胸膈，虚痞恶心，宿冷不消，心腹刺痛。

白豆蔻仁　丁香　檀香　木香各二两　藿香叶　甘草炙，各八两　砂仁四两

上为末，每服二钱，入盐少许，沸汤点服，又名均气散。

### 治食积心气疼方

槟榔末一钱　黑牵牛末一钱　皂角末一钱

滚白汤为丸，葱汤下，如未泄，再服半剂。

### 佐脾丸

治诸积聚。

山楂三两　半夏　茯苓各一两　连翘　陈皮　萝卜各半两

上为末，粥丸服。

### 治单腹瘴方

用萝卜上小下大者，并内子穰，置新瓦上，焙干。将木器研为末，用酒调服，吐尽泻尽，清饮汤补，止方愈。

### 治黄胖病

鸡肫皮七八个，不见水　红枣七个　皂矾四两，炒干

上共研为末，糯米一合，研为末，打糊为丸，如梧桐子大，每服八丸或九丸，用粥面上揭粥皮，包吞下全愈。

## 脾胃痞块门 第二十一，计二十一方

### 治胃气痛二方

体虚胃气世间多，火酒灵丹二味投。
风化石灰黄色炒，三分酒服痛全收。

### 又方

五灵脂与玄胡索，各等一钱广木香。
三味研为极细末，酒调热服是神方。

### 治黄病，脚膝无力，黄胖浮肿并隔疾，心疼立止

皂矾一斤　小麦麸一升　麻油四两
将油入锅内，熬热，下皂矾，黄烟起，青烟止，即干。再下麦麸和陈老米一升，同炒焦老黄色。再下米醋四两，再炒干为度，取起放纸上，铺地下，去火气，取起研细末以煮熟。黑枣肉捣为丸，桐子大，每服三十丸，白酒送下，至重者服四两即愈。心疼烧酒送下，膈气藿香汤下。

### 治胃痛方

大红枣一个，去核，以黑豆实之，用黑线裹缠入油心，火内烧灰存性，研末，黄酒送下。此一百二十岁仙翁传。

### 治心气疼

用皂荚烧灰存性为末，三钱，白糖三钱五分，亦可白酒送下，如不用酒，滚水下。

### 又胃气神效方

胃气疼逢急救方，乳香丁麝木沉香。
雄黄透彻朱砂等，蜜炼如丸芥子行。
孕妇不须来治此，患人时服即安康。
七味均和天地性，何须检腹问青囊。

### 治翻胃方

哺过小鸡蛋用壳，烧灰存性细深研。
空心好酒二钱下，三服相安病可痊。

### 贴痞膏子

生萝卜子四两，研细，油炒木鳖子为末，五钱，加麝香一分，和一处，再加麻油同捣，如湿面厚盖在硬块上，外边用绢扎定，一日一换，数日即消。

## 治痞块验方

真大川芎用一枚，麝香上好一分开。
五钱白芥子为末，三味醋调极细来。
先以墨浓圈患处，再敷此药济人灾。
多年痞块布缠紧，数日能消体快哉。

## 治好食各物祛虫丸

使①君子二两　　南星一两，姜制　槟榔一两

上共为末，炼蜜成丸，如黍米大，每服五十丸，空心白滚汤送下。

如好食生米、茶叶、泥土、炭纸等物，即以所好之物加半斤为末，合药丸之。

## 遇仙丹

治邪热上攻，痰涎壅滞，翻胃吐食，十膈五噎，齁哈酒积，虫疾、血积、气痞②诸般痞疾。疮热肿疼，或大小便不利，妇人女子面色痞黄，鬼产癥瘕，食吞铜铁银物，悉皆治之。五更时，用冷茶送下三钱，天明可看去后之物，此药有疾去疾，有虫去虫，不伤元气，亦不损伤脏腑，功效不能尽述。小儿减半，孕妇勿服，宝之宝之。

---

① 使：原作"史"，径改。
② 痞：咸丰本作"块"。

白牵牛头末四两半，炒半生　　白槟榔一个①　　茵陈五钱
蓬术五钱，醋煮　　三棱五两②，醋煮　　牙皂五钱，炙去皮

上为细末，醋糊为丸，如绿豆大，依前数服，行后随以温粥，啜之，忌食他物。

## 苍术丸

健脾去湿保长生，古云：若欲长生，须服山精。此也。

茅山苍术一斤，米泔水浸一宿，晒干　　雪白茯苓净六两，去筋膜

上为净末，东流水煮，神曲作糊为丸，如绿豆大，每服，清晨滚汤送下七八十丸。

## 治脾胃积膏

鸡子五个　　阿魏五分　　黄蜡一两

锅内煎一处，分作十服，细嚼，温水空心送下，诸物不忌。腹作痛③无妨，十日后，大便下血，乃积化也。

## 治膈气转食方

以大柳树上生楮树或桑树连根取下切碎，煎汤服二五余日，其病自除。

---

①　个：咸丰本作"两"。
②　两：咸丰本作"钱"。
③　痛：咸丰本作"疼"。

### 治饮食不住口仍易饥饿

用绿豆、黄麦、糯米各一升，炒熟共磨成粉，每服一酒杯，以滚汤调服，三五日效。

### 养元散

用糯米一升，水浸一宿，沥干燥，慢火炒。令极熟，磨细，罗过如飞面，将莲肉去心三两，怀庆好山药三两，大鸡头实二两，研末入米粉内，每日清晨用一盏，再入白糖二匙，或砂糖用滚汤调食，其味甚佳，可以常食不厌。

### 治病后胃弱，不能饮食

用莲子肉四两，合炒老米四两，砂糖二两，茯苓二两，俱为细末，每服五六茶匙，不拘时服，白汤调下。

### 治痞方

用水红花或子一碗，用桑柴文武火煎成膏，量痞大小，绢摊贴于患处，以无力为度。仍将膏用酒调服，忌腥晕油腻之物，不饮酒者，白滚汤下。

### 治心脾痛方

高良姜一两，炒　香附子一两，炒
上共为末，每服二钱，空心陈米粥汤调下。

### 治心气痛方

五灵脂五钱，炒　玄胡索三钱，炒　良姜二钱半，炒
大胡椒三钱

上共为末，每服八分，如一服不止，用韭菜根一撮，煎酒用末，药送下即止。

### 治男妇小儿伤食冷痛方

照前方加大小茴香各二钱，如气上涌，加木香三分，磨酒送下。大人七八分，小儿四五分。

集古良方卷之五终

# 集古良方卷之六

古歙可亭江进纂辑，男蕃兰敬梓

## 诸疮门 第二十二，计五十一方

### 治脓窠并贴棒疮方

肿痛脓窠因血热，全青豆粉正相当。
少加潮脑调均碾，细捣猪油白似霜。
甘草防风煎水洗，再搽此药最为良。
板疮若遇忙摊贴，止痛生肌第一方。

### 治脓窠药酒，永不再发

害久脓窠运不通，此方遇服有神功。
黄连川者三钱切，白酒十斤油浸同。
雄板猪油十六两，酒运油共入坛中。
头生酒煮香三炷，退火随时任醉翁。

### 治疥疮不须服药方

疮疥皆因虫与湿，不须煎药苦来投。
壹斤苍术通为末，铺在房间床上浮。

单被掩时疮体卧，梦中三夜得悠悠。
谁知一笑天然乐，也无烦恼也无愁。

## 治刀疮药方

一时鲜血未停流，跌损刀伤不自由。
风化石灰斤数炒，大黄四两后边投。
炒来二味桃花色，细研重罗瓶内收。
止痛生肌红肿散，忙敷布裹永无忧。

### 治一切肿毒并痄腮

凡一切毒疮初起红肿者，取赤小饭豆研极细末，用泉花凉水调敷，如干，以水润之，即消。如患痄腮，用鸡蛋清调敷，干亦润之，愈。

### 治杨梅癣方

水银一钱铅一钱，化开制度两相研。
末成滴醋少加拌，牛舌草根捣汁鲜。
四味调和为一处，根渣绢裹任搽焉。
药粘①每日频频擦，顽癣消磨真快然。

### 治杨梅疮七帖散

每帖用野艾根细叶者二两，如无，以金银花代之，土茯苓四两，生猪油一两，僵蚕如笔直者七个，蝉蜕翅

---

① 粘：咸丰本作"枯"。

足全者七个，肥皂核去壳，取肉七个，皂荚子去壳，七个，空心用六茶杯水，煎作三杯服，午前四杯水，煎二杯服，临穴二杯水，煎一杯服。每日一帖，连服七日，未发者暗消，已发者收敛，永无后患。即有感毒深者，不十四帖全愈，此异人秘授也。

### 治血风疮

血风痛痒①苦淋漓，韭菜田中蚯蚓泥。
调入桐油敷患处，肌肤红烂总能医。

### 治黄水疮

水流到即生，小儿时患，惟用瓦花一味，捣茶立效。

### 定痛止血刀疮药

谁知跌破苦无比，幸有芦柴生傍水。
急取芦衣存性烧，一敷定痛血能止。

### 治瘑□②肥疮并绣球风

麻油鸡蛋黄枯煎，黄柏咀来末细研。
蛋渣去净油调柏，搽愈安然便是仙。

---

① 痛痒：咸丰本互乙作"痒痛"。
② □：原文疑脱字。

## 治血风蚂蚁窝

油发收来存性烧，桐油生用两相调。
少加轻粉同敷上，蚂蚁血风从此消。

## 又妙方

明矾研末川山甲，二味麻油敷也消。

## 治癣圆眼核奇方

魁圆取核核除皮，滴醋浓磨不可迟。
搽在癣疮三四次，全无斑点此方奇。

## 治顽癣奇方

乌梅四十肉深捣，取海螵蛸尽去皮。
番打麻名真者效，各末四钱五分奇。
三味和丸如弹子，用时汁化笔搽之。
羊毛新笔方为妙，牛舌草根捣汁医。
顽癣欲搽先搔破，三朝忌浴语君知。

## 治臁疮方

臁疮最苦足难行，脓血淋漓何日清。
轻粉银朱真面粉，等分三味研均平。
猪油调药纸摊贴，先用花椒水洗更。
每日纸膏换一次，脓疮收口肉新生。

### 治多年裙边疮①

用铁锈磨水敷患处，又磨水澄晒，待干，湿者干掺，干者用油调敷。

### 治癣疮二方

一方干白面、生大蒜瓣，二共捣如泥，敷癣上即愈。

明矾各等与硫黄，二味研为极细良。
再用猪油生共捣，将来搽癣治虫疮。

### 敷对口疮神方

活鲫去鳞一大尾，头垢再加须五钱。
石臼捣泥敷患处，神功妙术在先天。
槐子酒煎时更服，医林道念肯②谁传。
回生起死真丹诀，余心犹为世人怜。

### 治瘰疬痰核神方

去肉胡桃壳半个，再将独蒜捣泥装。
蒜桃壳盖病疮上，七个艾圆炙壳方。
三日渐消痰核散，诸般串病总为良。

---

① 疮：原作"方"，据目录改。
② 肯：咸丰本作"青"。

## 又方

马齿苋将鲜汁捣，酒调热服忌椒姜。
多年瘰疬诸痰核，指日全消第一方。

## 又痰核方

旧琉璃灯一盏，打碎，用阴阳瓦焙干为末，每次空心服二三钱，好酒送下。

## 又方

用夏枯草煎汤，不拘时服。

## 治瘰疬药酒

瘰疬淋漓如弹丸，映山红瓣取来干。
火酒十斤花四两，浸将一七服相安。

## 治棒疮妙药

滑石五钱　大黄五钱　赤石脂五钱
上为细末，疮干用茶汤洗敷，湿用干掺土①。

## 治冻疮

柑子皮烧热，贴患处，扎紧换二三次即愈。

---

①　土：咸丰本作"上"。

## 又方

用樱桃核擦患处，是年即不发，如冬月无用，核研末，蜜调涂上，立愈。

## 治漆疮二方

头面浮肿，用生韭菜捣汁搽疮，肿即愈①。用蟹黄涂之即愈。

## 治杨梅结毒神方

土茯苓十二斤　豆瓣朱砂一钱五分　白滑石二钱五分，黄色不用

将茯苓分为十二服，每日将茯苓一斤，用木器打碎，先朱砂、滑石铺在砂锅内，再将茯苓入砂锅内，用水九碗，煎至四碗半，不拘时服，吃至六七日，即见大功。

切不可吃四五日不见效，即不吃了，要吃三四十斤，永无后患，不可吃茶盐，酒色能戒者，此方神效也。

## 治指上蛇头毒方

雄黄五分　面粉一分　麝香一厘
共为细末，好酒调敷，神效。

――――――――――

① 愈：咸丰本作"消"。

### 治杖疮青肿方

用湿棉纸铺伤处，以烧过酒糟，捣烂厚铺纸上，良久痛处如蚁行，热气散。

### 治臁疮方

青石千搥为细末，桐油调上痛安然。
臁疮患久能收口，两腿完肤不二天。

### 治顽癣肥疮妙方

用磁碗一只，将棉纸封碗口，将糠皮贮碗纸上，取火烧之，其糠皮之油自流碗内，待烧将至纸，即揭去，取油搽之立效。

### 治血风蚂蚁窝顽疮

用旧鞋上黄牛皮掌拣来，烧灰存性为末，生桐油调敷。

### 治天泡疮

用丝瓜叶捣汁，露一宿，加面粉少许，调汁敷妙。
一用井底泥搽之，即愈。

### 治臁疮、血风疮、蚂蚁窝①膏药

用麻油四两熬，葱四两，切碎，入麻油，熬去葱渣，再入黄蜡四两熬，再入银朱二钱，熬成膏，隔纸摊贴患处②。

### 治汤泡火疮方

用苦参为极细末，生桐油调敷上定，痛立愈。

### 治血风疮方

用五行草即马齿苋煎汤，先洗后令捣生马齿苋，连汁敷上，每日从换，数日即全愈。

### 治坐板疮方

用生桐油搽上，即出黄水，用纸揩干，复搽桐油，数次全愈。

### 又方

雄猪脚骨髓 轻粉一钱，调匀用热水洗净，抵子搽上。

---

① 窝：原作"窠"，据目录改。
② 患处：咸丰本作"应验"。

## 又方

矿石灰真麻油，调搽全愈。

## 杖疮膏

石灰一把，搅水半碗，澄清去灰，只用上面清水，用真麻油，鹅翎搅成膏，打破不破搽上，住疼立效。

## 疬疮效验方

用顶大五倍子一个，打碎用麸子炒黄色，去麸研极细末，未破者用好醋调敷，暗消。已破用清水调敷。

## 治阴囊烂尽只留二子方

凤仙花子、甘草等分为末，麻油调敷，即便生肉。

## 治臁疮神效方

水粉二钱五分　　水银二钱五分　　轻粉六分　　大枫子去油五分　　冰片二分　　炉①甘石七分五厘　　蓖麻子去壳梢，蒸三分五厘

上为细末，研死水银，再用红烛油调化，合成膏，用旧油纸做成膏贴，外用甘草水或茶，煎水洗。

---

① 炉：原作"芦"，径改，下同。

### 治臁湿疮经验奇方

用黄柏末，不拘多少，将柏油调均，再入枯矾末少许，一搽即愈。

### 又方

用生芝麻捣烂做夹膏①，一贴即长肉，妙。

### 神效当归膏

治痈疽肿毒、恶疮及汤火杖疮、溃烂，此膏最能止痛，推陈致新。

当归二两　白蜡五钱，如用黄蜡一两尤效　麻油四两

先用当归入油，煎至黑色，滤去滓，入蜡熔化便成膏矣。此方用蜡为君，前贤每云蜡为外科要药，生肌定痛，续骨补虚，其功不可尽述。

### 搽癣方

用榆皮面，不拘多少，用真滴醋调敷上，将棉纸掩之，如纸干，再用醋润之。

### 治瘰疬不须服药

单方四两黑葡萄，每日频频吃数遭。
四两食完病必愈，不宜间断有功劳。

---

① 夹膏：咸丰本作"夹纸膏"。

## 肿毒门 第二十三，计二十二方

### 治疔疮肿毒并箍对口恶疮荔枝膏

荔枝取肉捣成膏，水火重汤煮一遭。
遇患忙将箍露顶，诸般肿毒有功劳。

### 治疔疮恶毒

木槿花去叶，用盐少许，捣烂敷上，神效。已成者
亦轻，亦治小儿热疖，于疔毒胜者，取木槿根上皮，水
洗捣汁，露一宿，与患人，加酒热服即愈。

### 治对口神方

荔枝肉、皮硝、糖鸡粪同捣烂，敷即消。

### 治肿毒方

菊花根叶皆深捣，取汁酒冲热服香。
毒处将渣忙贴上，一时汗出果为良。

### 治人面疮生膝上

以硼砂和水洗，并敷之，即愈。

### 治蛇头疔疮

初起蛇头青肿胀，内成疔毒累其身。

103

忙将鸡蛋微除白，急取荔枝嚼碎均。
装入蛋中安患指，来朝取出效如神。
人参败毒散当服，病去清闲自在人。

## 又方

用猪胆一个稍割开，存汁在内，入雄黄半分，将指尖插入胆内，扯胆皮套至指根下，缚住，两三个时辰即愈。

## 治大麻风妙方

肥皂子称一二斤，切开口煮水宜清。
熟时去壳单存肉，日晒九回还九蒸。
为末三钱每一服，滚汤调下要空心。
麻疯七七全然好，气恼荤鱼戒五辛。

## 敷无名肿毒

毒起无名人不识，先将葱蜜捣来多。
热敷患处红根退，通圣散煎气血和。

## 治诸般肿毒立出头方

蚕茧一个，烧灰酒送下，即出头。

## 消无名肿毒

无名肿毒痛难止，倍子银朱相灌起。
火上炒为极细末，醋敷消毒心欢喜。

### 治便毒方

黄芪甘草金银花，用各五钱不可差。
酒水煎时各一碗，空心每服效堪夸。

### 治便毒并治血崩神方

棉花子能治便毒，瓦烧存性酒来调。
每日二钱空腹下，连吞三次毒全消。
血崩若遇方同此，两病收功在一朝。

### 治发背膏药神方

偶发背疽也不防，取来明透好松香。
再加去壳天麻子，同捣等分二味方。
青布要新摊贴效，先煎葱水洗为良。
初起一贴全消愈，已溃排脓用两张。
千搥膏药其中妙，急救人间恶毒疮。

### 敷发背神方

芭蕉根、青牛粪、鸡子清、花椒末三白酒瓶上。共和敷患处，初起即退。如腐烂，用龟板炙为末，蜜敷之。

### 治痈疮方

血蝎一钱为细末，多年铁锈半分碾。
六厘冰片末同上，甘草煎汤洗再粘。

### 治下疳末药

五倍子炒黄色,一钱　黄柏炒红色,二钱　轻粉五分八厘
冰片三厘

上共为细末,用鹅翎扫患处。

### 梅疮鼻烂复出方

木通一两　皂角子七粒　僵蚕七条　蝉蜕七个　土茯
苓半斤①

以上五味,共匀②作七次,用水煎汤服。如不愈,
再吃一方,无有不验。忌油酱醋一百日。

### 敷对口神方

用水仙根捣烂敷,即消。

### 燕子窝敷无名肿毒

梁上多年燕子泥,取来为末水调宜。
诸般热毒忙敷上,井水频搽痛即移。

### 菴蕳子叶立消肿毒方

祛风去湿菴蕳子,此叶名为见肿消。
毒痰风肿叶频擦,止痛除红不必疗。

---

① 半斤:原脱,据咸丰本补。
② 匀:咸丰本作"均"。

### 治阴头生疮

出千金方。

白蜜煎甘草末,频频涂之,神效。

## 痔漏门 第二十四,计二十四方

### 熏洗痔漏单方

一味单方鹤虱草,煎汤熏洗痔漏好。

止疼消肿血归经,煎炒椒姜还忌恼。

### 治痔疮痔漏妙方

用极小鳖一个如小酒杯口式样者佳,大者不效①

再用三年旧蒲鞋一只,将小鳖装蒲鞋内,包好,炭
火烧灰存性,去蒲鞋灰,单取鳖,碾为细末,匀作三
服,每空心用好陈坛酒调送下一服,连服三日即愈。

### 治痔漏仙方

脓血多年疾可伤,谁知痔漏有仙方。

棉花子仁十二两,枸杞当归杜仲良。

破故纸同菟丝子,各称二两细萝筐。

蜜丸滚水三钱服,返老还童益寿长。

---

① 效:原脱,据咸丰本补。

### 痔疮痔漏妙方

痔漏多用陈荞麦，作粉调和热服之。
空心每日汤中食，痔漏通肠皆可医。

### 痔疮方

用蔓荆子不拘多少，炒黄色，碾细末，每服三钱，用豆腐水调下。

### 内痔下血方

木耳炒枯存性用，碾为细末忌椒辛。
末同青饼空心服，每日三钱效更神。

### 熏洗痔漏妙方

取蓖麻子叶，每叶有九尖者，或七尖五尖皆可用。不拘多少，煎浓汤，先熏后洗，数次即愈，双尖者不效。

### 痔漏神方

用象牙屑四两 靛青花四两 冬青子四两 雨前茶四两

共为末，再用雄犬脏一条者，极烂，连脏汁与末同捣如泥，为丸，如梧桐子大。每空心白滚汤送下三钱，每日止一服。如犬汁少，加些炼蜜为丸。

### 痔漏洗方

用马齿苋　瓦松　当归尾　防风　随河柳须　葱皮硝

惟皮硝一味，不用同煎，止将前六味煎药水倾下，自化所煎药水俟，大温可洗，不必滚热。合前痔漏丸方，兼用方见神功，忌二十一日房事及椒料等发物。

### 熏痔疮痔漏神效方

用野靛花连枝叶，多采煎浓水，先刷洗净桶一个，将花水倾内，令患者坐净桶上，熏之，连熏数次愈。

### 治肠风方

用女贞实炒脆为末，空心好酒送下，或白滚汤亦可。女贞实嫩叶煎汤熏洗，亦愈。

### 洗痔方

五月五日午时，收夏枯草煎浓汤洗之，神效。

### 治肠红方

连皮豆腐浆，加上白糖霜。
每日空心服，肠红永吉祥。

### 治久便血脏毒妙方

阴①筋荷叶烧存性，去壳胡桃肉细研。
黄蜡化开丸等分，空心滚水服三钱。

### 治痔方

用妇人指甲，童子头发，春蚕茧俱燃末，以蜜调搽
患处。

### 又二方

小芋苗七个，各春米一小钟，煮烂空心服，数次即
愈。或用槟榔磨浓水搽之，数次即愈。

### 痔疮痔漏除根妙方

黑枣除皮净去核，皂矾露晒白如霜。
九钱矾末丸②三十，共捣九成十五双。
每日空心嚼一粒，滚汤服下果为良。
生肌化管宜多用，痔漏全消最妙方。

### 熏洗痔疮单方

菴□③子叶是单方，煎水时常洗痔良。

---

① 阴：咸丰本作"除"。
② 丸：咸丰本作"枣"。
③ □：原文疑脱字。

气恼五辛俱切忌，热熏数日即安康。

## 治久便红并内痔单方

新柏子仁微炒过，一钱整服在空心。
滚汤每日时常用，便红内痔血归经。

## 搽痔方

用番木鳖，无壳者是，磨井水搽痔疮，数次即消。

## 熏洗痔疮痔漏妙方

艾叶茄根马齿苋，皮硝五倍用花椒。
瓦松地骨皮为妙，八味煎熏痔漏消。

## 又服三味方

早收半碗猪曹血，木耳洗清瓦焙研。
一厘极细朱砂末，砂血调和耳一钱。
每日饭锅煅熟吃，不宜间断用新鲜。

## 又熏洗方

用百草霜、皮硝二味，煎水熏洗，极妙。

## 治一切肿毒方

不拘何菊，连根带叶，洗净，捣如泥，并荔肉、糖鸡粪同捣敷患处，立愈。
菊花一本连根叶，洗净微干捣作茸。

更配荔枝三个肉，糖鸡粪搅取和融。

乍起敷来消肿毒，出头完口奏奇功。

此方最妙无人识，说与医家人正宗。

### 专治跌打筋骨、折损皮破血出，立效

麻黄炒黄，二两　没药　牛膝　马前子菜油炸，去毛
土鳖一百个　乳香　桂枝以上各二两

　　共为细末，伤者每服三钱，用热黄酒冲服，外用黄
酒调敷，皮破血出者，用干药酒搽。

集古良方卷之六终

# 集古良方卷之七

古歙要江进纂辑，男兰蕃敬梓

## 跌打损伤门 第二十五，计二十一方

### 治夹棍伤骨热敷仙方

母鸡蛋哺裹成形，去壳二枚口内吞①。
糯米一升为熟饭，同捣如泥敷即宁。

### 又方

酒糟肥皂生同捣，煅热敷来气血和。
或用松香炒豆腐，热敷冷换又添过。
再将螃蟹两三只，捣烂头生白酒多。
热服醉时暖盖卧，全消肿痛乐如何。

### 治跌打方

偶然跌打体如泥，血胀神昏急与医。
蟹壳烧来存性碾，酒调热服莫教迟。

---

① 二枚口内吞：咸丰本作"三枚曰内停"。

### 又方

大耳草，将口嚼烂，敷患处即愈。

### 治跌打接骨神方

骨头跌损如何治，毛竹根须君可记。
存性烧来酒调服，即将骨接神方秘。

### 金疮并跌打损伤方

用干荷叶碾为末，止血消疼君也知。
昔日大刀刘氏用，频频搽上极生肌。

### 又方

良方单用重箩面，忙上肌肤不可迟。
不害无疤真妙药，眼前便取此方奇。

### 治接指方

用真正沉重苏木为细末，敷断指间，外用蚕茧包缚，完固数日如故。亦治其余皮肤刀矢伤。

### 又方

用自然铜三钱，火煅透明，松香七钱，共碾成极细末，敷断指间，外用猪油皮包缚，患指完固数日全愈，不可见水，亦治嘴唇破处，立效。

### 治跌打汤火白玉膏

冰片六分　轻粉三钱　潮脑二钱　杭粉四钱　白蜡五钱
以上用犍猪板油，上好白者，入铜匀内，熬出油，只用一两五钱，同白蜡熬和均，取出略冷，入前药和匀，冷定方入冰片在内。看患处大小，将油纸用滚水洗过，然后再摊贴之，见效最速。

### 治跌打刀斧伤破流血不止方

血流不止痛难当，何首乌名一味方。
碾末细时搽患处，血归经络永为良。

### 治打碎头骨盖

用虎脂一两，将好酒淬服，以汗为度，患处青者不治。

### 抓破面皮方

用生姜自然汁，调轻粉搽患处，再无痕迹，妙不可言。

### 治金疮蟢蟢窠方

用蟢蟢窠数个，贴患处，即止血止疼，数日全愈。

### 敷跌打青肿单方

青肿之时生半夏，碾来极细水调敷。

血流破处干搽上，或用南星生末涂。

## 秘传接骨仙丹

此方富厚之家，宜当修合备济，功德无量矣。

当归酒洗炒　乳香箬炙　没药箬炙　血竭①研碎　自然铜火煅　半两钱火煅　草乌姜汁炒②，去皮　各等分为末

凡人跌打损伤，先将患者伤处用葱汤洗，以杉木皮扎定不动。伤甚者，用药一分，轻者用药七厘，用生酒调下，如伤在上身者，食后服，在下身者，食前服。

其自然铜半两③钱，取用外面精华，将火烧红，淬入滴醋内，又烧又淬，使精华尽入醋中，必见红铜本质，方止，然后滤去醋，用水洗过、晒干、擂细入药。如半两钱不足，加五铢钱合用亦可。

## 接骨八厘散

前代古铜钱火煅、醋淬七次，自然铜火煅红，童便淬七次，虎胫骨酥炙，真虎骨亦可。每服八厘，黄酒送下，不可多服，忌凉水、烧酒、见风。

## 又接骨方

桑树、柘树根各四两，捣烂入姜四两，细细添入，

---

① 竭：原作"碣"，径改。
② 炒：原脱，据咸丰本补。
③ 两：原作"面"，据咸丰本改。

炒热敷折处，用竹板夹之。即两截者，亦能续上。再用白雄鸡毛、糯谷草包，烧为灰，入酒服之。

### 治跌折鼻梁骨并疗金疮

香白芷同生半夏，再加白芨是良方。
等分三味俱为末，接骨金疮总吉祥。

### 治夹剪断指蟢蟢窠方

银剪用时不可忙，指头误断痛难当。
急取蟢窠缠指上，暖包止痛治金疮。

### 预治夹打血不奔心妙方

木耳炒存性，三钱细末净。
先调黄酒吞，夹打心无病。

## 诸蛇虫毒门 第二十六，计二十六方

### 治生入脚

体生入脚痒难当，急取松茗一味良。
嚼碎口中吐擦患，立时止痒效非常。

### 又方及除虱

单方白果肉生擦，不痒安然自在方。
捣烂浆衣能灭虱，肌肤洁净总为良。

## 治臭虫妙方

用香白芷能除臭，苍术咀来潮脑香。
番木鳖为真妙药，碾成四味一奇方。
火酒捣丸蚕豆大，烧成①一颗透满房。
三朝瘟壳皆虫化，免人瘰痲似颠狂。

## 又方

重阳蟹壳频收用，包贮床头席下藏。
除岁炉中燃壳气，诸年虫臭永离房。

## 又香木瓜方

单用木瓜一味香，火中烧治臭虫方。
瓜烟满室虫皆变，空壳观之此法良。

## 治蚊虫方并圈肿毒

午时午日正端阳，金墨虾蟆肚裹藏。
封口阴干留黑墨，诸般肿毒墨涂良。
蚊虻壁上圈来书，大小葫芦任笔张。
蚊见墨圈皆聚内，知新温故古人方。

## 治虼蚤方

桃叶采鲜与布撮，晒干碾末细为之。

---

① 成：咸丰本作"取"。

118

房中乳跳人多憎，叶末先铺洒水宜。
虼蚤不知何处去，安然得卧此方奇。

## 治蜈蚣咬

偶遇蜈蚣咬肿毒，即时草纸烟熏之。

## 又方

单用独蒜子频擦，止痛除疼顷刻时。

## 又方

妙用蜘蛛安咬处，毒消肿散两相宜。

## 一救虎伤方

用生姜汁服，兼洗伤处，白矾末敷疮上。

## 一救毒蛇伤并诸色恶虫毒气入腹者

用苍耳草嫩叶捣汁，灌之，将渣厚罨伤处。犬咬，酒水煮汁，热服出汗为度。

## 一救蛇咬伤方

用白矾置刀上，烧汁热滴咬处，亦以矾汤服之。

## 又方

白芷　麦门冬　熏洗并服。

### 救常犬伤

用蚯蚓泥和盐碾敷之，亦治狂犬伤及毒蛇伤。

### 又方

以砂糖涂之。

### 又方

急于无风处，嗍去疮孔血，小便洗净，用热牛粪敷，或鼠屎为末，和猪脂敷，或韭菜和石灰捣成饼子，阴干为末，和猪脂敷，更以韭菜生姜捣汁服之。

### 治马咬及踏伤方

用艾炙疮生并肿处，又用妇人月经或人尿或马尿或鼠屎烧为末，和猪脂敷之，皆效。

### 治鼠咬伤方

用猫毛烧灰，麝香少许，津唾调敷。

### 治蛇咬鼠咬风狗咬诸毒方

用苍耳草一把，酒水各一钟，煎熟热服，以汗出为度。

### 治蜂虿毒方

用野苎叶擦之，如不便，即以手就头爬垢腻敷之，或用盐擦或人尿洗之，或桑树汁敷之。

### 治蝎螫方

白矾　半夏
等分为末，好醋调贴，痛止毒出。

### 治蜘蛛伤遍身疮方

法用青葱叶一茎，一条蚯蚓叶中存。
葱头线扎莫通气，摇动须臾化水成。
将水点疮神速效，蜘蛛疮患永离身。
世间多有单方妙，勿以伤生信不诚。

### 治疯狗毒蛇咬伤

细辛白芷共雄黄，碾末少加好麝香。
甘草煎汤洗咬处，再搽此药最为良。

## 诸蛊毒门 第二十七，计九方

### 解毒丸

山豆根三两　山茨菰三两　绿豆粉三两　板蓝根即大
叶靛二两　土马棱二两　黄药草二两　紫河车草二两　随
续子二两　木通二两　盆硝二两　藿香二两　五倍子二两
薄荷二两　贯仲二两　石膏二两　僵蚕二两　干葛二两　雄
黄二两　百药煎二两　茜草根一两　大黄一两　朱砂一两

121

麝香五钱　甘草四两，炒

上为细末，蒸饼为丸，弹子大，以螺青三两，一半和药，留一半为衣，每服半丸，用生姜汁和蜜水化下。

### 治蛊毒方

五味子二两　硫黄末一钱　丁香一钱　木香一钱　麝香一钱　轻粉二分　糯米二十粒　甘草三寸，一半火①炮，一半生用

上八味，入小砂盆内，水十分，煎七分，候药面生皱纹②为度，生绢滤去渣，通口服，患人平身仰卧，令头高阁。觉腹中有冲心者，即不得动，若吐出，用桶盛之，有鱼鳔之类，乃是恶物。吐罢，饮茶一盏，泻亦无妨，宜煮白米③粥补。忌生冷油腻酱醋。十日后服解毒丸一二两，又经旬日，平复服紫金丹，亦可代解毒丸。

### 治中蛊衔钗方

凡中蛊毒，无论年远近，但煮鸡卵，插银钗于内，并衔之。过一食顷，视钗卵俱黑，即中毒也。入闽广不可不知此方。嘉祐中，兵部范师道为福州守目，曾刻于石以示人。

---

① 火：原文不清，据咸丰本补。
② 纹：原讹作“文”，径改。
③ 米：咸丰本作“术”。

122

### 治解中蛊吐毒方

用白矾一块，嚼之，觉甜不涩，次嚼黑豆不腥者，便是有毒也，即用木梳齿上垢腻，水调服之，吐出恶物。成丸服亦可。

### 治解中蛊昏迷脉绝方

用蚕蜕捻作纸条，蘸麻油烧存性为末，水调一钱，频服。诸中毒，面青脉绝，昏迷如醉，口噤吐血，服之即苏。

### 又方

用白鸡鸭血饮之，立效。此方亦可治砒毒。

### 治解蛊方

用禾杆烧①灰，新汲水淋汁绢滤过，冷服一碗，毒下利即安。

### 又方

用白扁豆末新汲水调下。

### 解中蛊毒妙方

中蛊须知忙解毒，急将平胃散来医。

————————

① 禾杆烧：咸丰本作"稈煻"。

生漆和丸桐子大，三钱温酒服毋迟。

## 解中诸毒门 第二十八，计二十六方

### 试中诸毒方

一觉腹中不快，即以生豆试之，入口不腥，如甜，即中毒也，急以升麻煎浓汤连饮一二碗，以手探之吐即愈矣。若多饮盐水，吐之亦好。

### 治食信毒入方歌诀

可叹痴愚多短见，人言吃下苦连天。
良方八个犹能救，用之瞑眩即时痊。
纯青豆粉黑羊血，金线重楼磨黑铅。
白蜡防风煎冷服，粪清麻油可生全。
予怀济世心肠切，检出诸方万古传。

### 解中毒吐方

一中毒之后，用生豆数十粒，以熟温水呷之，少顷必吐亦好。

### 又探吐方

一凡心中不快，即一手探于喉舌之中，为欲呕之状。纵不致吐，而气已升提，亦效。

## 两广用水方

一两广溪水，不可用，须带井水随行，还须煎熟，去其上下不用，止用中间者。盖溪水有蛇毒，而井水亦不可不慎。

## 器皿辨毒方

一器皿须用银镶，可以辨毒。

## 饮食用蒜

一凡饮食之类，俱宜用蒜，此辟瘴之要味也。

## 肉食免毒方

一凡肉食之类，不可煮熟过宿，过宿即有虫蚁之毒。

## 治中断肠草毒①吐方

一中断肠草毒，急以升麻等药吐之。

## 治砒霜初中妙方

砒霜②初中，用乌柏树根白皮煎服，吐去，以此方饮之，或羊血亦妙。如稍多时，用黑铅磨水服，以泻为

---

① 毒：原脱，据目录补。
② 霜：咸丰本作"毒"。

度，次服此方，及羊血饮之，曾治数人，皆活。有服铅四两，才得泻者，亦活。无乌柏树根处，酱和泉水饮，以探吐亦效。

### 解误食诸鲜菌毒急救方

为食鲜菌毒频奢，赚食之人遍体麻。
急取远年陈壁土，扒坑地下水和加。
两样均调时试解，诸般菌毒即能瘥。
竟饮淡浆三四碗，涣然依旧永无差。

### 解诸药毒方

一解诸药毒，死心间尚暖者，用防风一味，擂冷水与服。

### 解巴豆毒方

一解巴豆毒，煮黄连汁饮之。

### 解附子天雄川乌毒方①

用大小黑豆煮汁饮之。

### 解班猫毒

煮大小黑豆汁饮之。

---

① 方：原脱，据目录补。

### 解食河豚毒方①

仓卒无药，急以清油，多灌之，吐出毒物即愈。

### 治诸般大杨梅疮毒方

单方马齿苋为奇，多取浓煎沐浴宜。
每日肉中同苋煮，酒汤饮②吃总能医。

### 治便毒内消方

鱼鳔三钱，剪碎　明雄黄八分，为末
用好酒热冲调服，空心尽量饮，即消重者再一服，全消。

### 半身不遂、左瘫右痪不能起床

用棉花子仁微炒，碾细末一升，入冰片三分，麝香二分，共一处为末，空心服三钱，火酒送下，一料全愈。

### 炒面方，健脾

防党参二两　茯苓一两五钱，乳拌炒　香附米一两，姜汁炒　真白术一两五钱，炒　神曲一两，炒　淮山药一两五钱，炒　苡仁米二两五钱，炒　法夏一两，姜汁炒　陈谷芽二两，

---

① 方：原脱，据目录补。
② 饮：咸丰本作"饭"。

炒　化橘红八钱，盐水炒　砂仁五钱　苏扁豆一两，炒

　　炒糯米一升，锅巴一升，连药共研细末，早晚，凡白糖冲作点心服。

# 集古良方卷之八

古歙要江进纂辑，男蕃兰敬梓

## 补养门 第二十九，计二十一方

### 秘传大补肾血开脑健脾方

大淮庆熟地黄八两　茅山苍术一斤

先用米泔水浸，刮去黑皮，再将米泔水浸一夜，捞起，阴盒一日，切片，恐浸久则术味出而力薄矣。晒干，取净末八两，同熟地齐捣，或烘或晒，手搓碎，再烘晒上石磨，筛为细末，内加炒黑干姜末。春夏加二钱，秋冬加二钱七分，入苍术、熟地末内和匀，炼蜜为丸，如梧桐子大，每日空心，用白滚汤吞服四钱。此系先日刘河涧老先生，上观天象，美此药二品，故订此方，后人不得妄为增减药味，即不效矣。

### 治两足无力益肾补筋壮骨棉仁丸

沙花蒺藜制苁蓉，二两均平杜仲同。
牛膝壮筋三数则，棉仁补力半斤攻。
枸杞菟丝四两足，仙茅真者五钱雄。

蜜炼梧丸依子大，男妇逢之应有功。
勿断服连癀骨健，延龄硕箅①肾阴通。
温酒服能知切脉，平安保汝寿无穷。

## 补肾壮阳方

甘州枸杞黑芝麻，微炒和均二味嘉。
收贮磁瓶每日服，壮阳补肾永无差。

## 如意种子延年酒

肾虚气弱少精神，如意奇方似宝珍。
火酒三斤好者效，二钱枸杞必须新。
荔枝五个取肥大，红枣魁圆总养身。
去核枣圆各十个，白檀香末一分匀②。
麝香一厘真奇妙，加上胡桃六两仁。
药酒坛中八味共，浸来一月美而醇。
饮能补肾兼延寿，种子相传济善人。

## 神仙充腹丹

黑豆一升皮去净，再将粮米照前因。
熟蒸捣烂皆成末，南枣蒸来肉一斤。
白茯苓为末二两，花椒研细五钱辛。
芝麻炒末半升足，六味千搥捣要匀。

---

① 箅：咸丰本作"美"。
② 匀：咸丰本作"均"。

着意和丸梧子大，空心每服百丸神。
有时缺食饥难耐，充腹仙丹急救人。

## 千里茶方

午里奇方日不渴，细茶两半取来研。
柿霜一两求真正，粉草去皮末六钱。
一两儿茶为极细，薄荷叶末用三钱。
捣丸炼蜜如蚕豆，嚼化一颗津满咽。

## 补肾种子方

当归川芎与芍药，地黄甘草要相若。
石斛三倍不为多，金樱巴戟淫羊藿。
酒浸炒黑菟丝子，带须茯苓皮妙药。
半水半酒共煎之，百岁老人皆可酌。

## 不饿丸

芝麻一升　　红枣一升　　糯米一升
捣末炼蜜，灵丸如弹子大，每服一丸水下。

## 五云宫秘传固真丹

菟丝子十六两,酒蒸饼　当归酒洗　生地黄酒洗,各八两
山药十两　莲肉去心,十两　枸杞十两　五味子十两　苁蓉
酒洗,竹刀刮去鲜甲,十两　黄柏酒炒,十两　知母酒炒,十两
茯苓去皮,四两　杜仲酥炙,四两　远志去心,二两　秋石二
两　沉香好者五钱

共为末，蜜与牛髓为丸，梧子大，每服五十丸，温酒下。

**诗曰**

还真大补助真阳，益气调真补肾当。
善治五劳筋骨健，能资至宝养中黄。
七情伤感依然疗，百脉和平大有良。
补下温中清上热，此药仙传第一方。

## 益寿丸

人参六两　破故纸六两, 芝麻炒香熟　何首乌一斤八两　秦当归六两, 酒洗　五加皮六两　川牛膝六两　生地黄六两　枸杞子六两

上各为末，炼蜜丸，梧桐子大，每服五十丸，白汤送下。

## 八仙添寿丹

此药能乌须发，壮神，强筋骨，调荣卫，久服延年。

何首乌六两，用竹刀切片，用瓦甑蒸，蒸时黑豆五升，一层豆，一层药，蒸一时取出，晒干，如此九次，豆烂换好者，晒干听用。

川牛膝六两　茱萸肉　柏子伯　知母　黄蘗　当归各四两　败龟板四两, 酥炙

上同为极细末，炼蜜如梧桐子大，每服空心酒送下

三十丸。七日后添十丸，至七十丸止。忌烧酒、萝卜辛辣之物。

## 人参固本丸

此方虽人所常知，而中和平易，实冠诸方也。

天门冬　麦门冬　生地黄　熟地黄　人参

上为细末，炼蜜丸如梧桐子大，盐汤或酒空心服五十丸。

## 三味补阴丸

治酒色过伤少阴。

龟板半斤，酥炙　黄柏一斤，酒炒　知母半斤，酒炒

上炼蜜为丸，如梧桐子大，每服四十丸，空心酒送下，或盐汤亦可。

## 孙真人补脾滋肾生精强骨仙方

用茅山苍术五斤，去粗皮为末，米泔水浸一夜，浮水上者不用，止用沉水底者。取出晒干，再用黑芝麻净二升半，去壳研烂，绢袋滤水去渣，存浆拌苍术末，同晒干，新磁瓶盛，每朝空心，午后及卧时共进三服，每服三钱，不拘米饮，淡白酒蜜汤皆可调服。

## 治虚损百病久服发白再黑返老还童

用女贞实，十月上巳日收，阴干，用时以酒浸一日，蒸透晒干，一斤四两。旱莲草五月收，阴干十两，

采椹子三月收，阴干十两为末，炼蜜丸，梧桐子大，每服七八十丸，淡盐汤下。若四月收桑椹子，捣汁和药，七月收旱莲草，捣汁和药，即不用蜜。由本草纲目简便方。

### 壮元阳延年益气悦心明目补壮筋骨方

用补骨脂拣去皮，洗过，捣筛令细净，十两。胡桃瓤，二十两，汤泡去皮，细研如泥，即入前末，更以好白蜜和搅匀，如饴①，盛新磁器中，旦日暖酒二合，调药一匙服之，便以饭压。如不饮酒人，以滚水调下，亦可。系唐郑相国方出图经。

### 三黑补肾养荣丸

黑芝麻洗去泥土，微炒　　小马料黑豆煮熟，捣烂　　当归晒干，为末

上三味，共捣如泥，炼蜜丸，梧子大，每空心白滚汤送下二②钱。

### 庆世丹

何首乌赤白各四两　　淮生地黄各二两　　车前子二两　　白茯神二两　　地骨皮二两　　远志肉二两　　淮山药二两　　石菖蒲二两　　川牛膝二两　　枸杞子二两　　巴戟天二两　　肉苁蓉二两　　甘菊花二两

---

① 饴：原讹作"蚀"，据咸丰本改。
② 二：咸丰本作"三"。

上各制末，炼蜜丸，梧子大，每空心白汤下，八九十丸，补益甚捷。

## 七宝丹

何首乌<sub>赤白鲜者，八两九制</sub> 天门冬<sub>酒浸去心，晒干，三两捣末</sub> 麦门冬<sub>酒浸一宿，去心晒干捣末，三两</sub> 白茯苓<sub>五两，去粗皮，切片酒洗，晒干捣末</sub> 川牛膝<sub>去芦净，三两，酒浸一宿，晒干捣末</sub> 当归<sub>酒洗晒干，二两</sub> 枸杞子<sub>甘州者佳，去枝盘，三两，晒干为末</sub> 菟丝子<sub>酒浸一宿，洗沙捣饼，晒干，二两</sub> 山茱萸<sub>去核，三两</sub> 川黄柏<sub>五两去皮，盐水浸一宿，炒褐色</sub> 北五味子<sub>去枝梗，一两</sub> 怀山药<sub>二两五钱</sub> 大淮生地<sub>三两，酒浸一宿，捣膏</sub> 大淮熟地<sub>五两，酒浸一宿捣膏</sub> 人参<sub>去芦，二两</sub>

上共十五味，为末，炼蜜丸，梧桐子大，每服六十丸，空心盐汤或酒送下，选择吉日时，修合须用静室，不可令妇人、鸡犬、孝服之人见之。此药性极平和，不热不冷，服之固原气，生多男，即生平未举男子，又屡举不育，服之俱种种而举，且不夭阏。全其天年，余效仍耐饥寒、劳碌，美容颜，黑须发，随服随验，久服愈验，真万金不传之奇方也。

## 壮阳种子妙方

人参细研当归末，各末一钱腰切开。
猪腰花碎药频擦，腐皮包裹湿纸煨。
空心三日酒一服，数服阳坚种子来。
莫视寻常容易药，绵绵瓜瓞在人培。

135

# 须发门 <small>第三十, 计十方</small>

## 乌须益肾药酒方

淫羊藿与小茴香, 破故纸同山药良。
韭菜子称各四两, 再加白果是仙方。
去衣二百八十个, 六味共盛新绢囊。
真乙酒名或腊酒, 煮香三炷药相当。
土埋一七全无火, 取起君家任意尝。

## 五老还童丹

堪嗟须发白如霜, 要黑元来有异方。
不用擦牙并染发, 都来五味配阴阳。
赤石脂与川椒炒, 辰砂一味最为良。
茯神能养心中血, 乳香分两要相当。
枣肉为丸梧子大, 空心温酒十五双。
十服之后君休摘, 管教华发黑而光。
又能明目兼延寿, 老翁变作少年郎。

## 乌须方

倍子存性炒深黄, 青布包来土下藏。
取为细末用钱半, 榆皮面以三分强。
白矾八厘皂矾四, 二分飞面最为良。
茶卤调匀将水煅, 肥皂水净其须行。

热敷其上油纸裹，外用绢系作须囊。

一宿搽之乌两月，来朝须洗黑而光。

## 长头发方

发落皆因少气血，参归搽上复生新。

人参一两当归二，两味熬膏效更神。

冷定再加三味药，麝香乳细二分均。

生姜汁用半瓯妙，扁柏七钱研末匀。

共入前膏微火煅，一时搅冷麝来伸。

将膏每日搽根上，发出乌长可爱人。

## 治乌须茄方

用茄藤上结茄子一个，余小者俱摘去，大者剜一洞，塞好，京墨一钱，水银一钱在内，下用好磁瓶受之，滴水在内，将水染须头即黑，上去永不白，妙不可言。

## 七圣乌须药酒方

生地黄真怀庆者一斤　熟地黄真怀庆者一斤　何首乌一斤，九蒸九晒　枸杞子一斤　甘草一两　当归四两　白菊花一斤

以上七味，用好镜面烧酒二十斤，浸二十一日，去前药入酒浆六十斤，窨七七日，每日早午晚服三次，三大杯，白可转黑。

137

## 染须方

倍子一钱　铜落二分　明矾二分　青盐一分，食盐亦可
面炒黄色，三分

上为极细末，煎极浓，细茶调之，以盏盛，煅如乌
金色为度，搽须上，未茶须前，用肥皂先洗须净，再搽
药一夜，至次早用肥皂水洗净。

## 乌须固齿极妙奇方

没石子阴阳各一两，醋炙①，晒干　枸杞子炒，一两　破
故纸一两二钱，青盐末炒　青盐一两，放在荔枝壳内，外用纸包
过，用泥封固，火煅红　旱莲草四两，酒洗净，用炼过青盐一两二
钱，醮二日，再用原洗酒浸，晒干　当归一两，酒洗去尾　地骨
皮一两，炒　牛膝一两，酒洗炒　熟地黄一两　菟丝子一两，
酒煮晒干　北细辛一两，去芦

上共研为细末，用时搽牙，水咽下。

## 乌须神效方

何首乌　南京黑豆　生地黄各一斤

上为末，加蜂蜜一斤，入净坛内，重汤煮成砂糖
样，埋土一七，出火气，不拘时食，能乌须，一日②可
黑。

---

①　炙：咸丰本作"煮"。
②　一日：咸丰本作"鬓白"。

138

### 红须转黑方

六味地黄丸，分两俱照古方，外加赤白何首乌各半
共八两　枸杞八两，去蒂
炼蜜丸，梧子大，每空心服四钱。

## 腰痛门 第三十二，计七方

### 治腰痛①方

橘核取仁尽去皮，炒为细末酒调宜。
空心每服二钱下，止痛腰间不可迟。

### 煨腰子止痛方

腰子青盐和杜仲，用时好酒要无灰。
肾虚腰痛皆能治，草纸包来着意煨。

### 治腰痛参术方

人参三分　白术三分　当归三分
用犍猪左边腰子一个，不下水，以竹刀削开去皮
膜，将前药入内，外用粗草纸重重裹紧，湿透，炭火煨
熟。至重者，服七次全愈。

---

① 痛：原作"疼"，据目录改。

### 筋骨疼痛方

御米壳二两，制过　　自然铜三钱，醋浸　乳香三钱　没药三钱　当归五钱　乌药五钱　香附子五钱　陈皮五钱

上为细末，重者每服五钱，轻者每服三钱，好酒送下。

### 治腰痛如离

知母三钱　甘草二钱
上煎酒服，大卧即愈。

### 治腰脚疼痛千金方

胡麻一升，新者炒令香，杵筛，日服一小升，计服一斗，即永瘥，酒饮羹汁，蜜汤皆可服，服之佳。

### 青蛾丸

杜仲、破故纸盐酒炒，胡桃肉各六两，细末炼蜜为丸，梧桐子大，每服三钱，盐汤送下。

## 疝气门 第三十二，计九方

### 止疝气痛妙方

吴萸去梗滚汤泡，枳壳麦麸炒过研。

二味①等分为细末，服时钱五酒生煎。
痛来一服忙吞下，取汗疼消济有缘。

## 消疝神方不须服药

霜后葫芦取一枚，患人便把大门开。
中门履阈身心定，手执葫芦妙法来。
疝与葫芦触七次，净将触物土中埋。
土深三尺馀三寸，一七全消真快哉。

## 治偏坠鹅卵石酒

鹅卵石头用一个，取来火内屡烧红。
碗中七转酒能热，空心饮酒疝无踪。

## 熏洗疝气立效方

疝气多年用此汤，先熏后洗效非常。
苦参咀片紫苏叶，加石菖蒲永吉祥。
三味各称四两足，水煎极滚入瓶装。
布围瓶口肾囊坐，热气熏时酒正当。
饮酒数杯和血脉，腹中药气鼻闻香。
久熏疝气②如针刺，温洗除根第一方。

---

① 味：原讹作"咏"，据咸丰本改。
② 气：咸丰本作"忽"。

### 治疝气妙方

用葫芦巴铜锅炒为极细末，每空心用无灰好酒煅热，调服三钱，数日全愈。

### 治绣球风验方

五倍子微焙脆为末　孩儿茶各等分
共为细末，湿者干洒之，干者醋调搽，愈。

### 治绣球风熏洗方

苍术　吴茱萸　干荷叶　皮硝
上每各一两，煎水熏洗愈。

### 千金不传韦氏方

治疝气肾大，三服除根。
八角大茴香　青皮　荔枝核各二两
俱炒黄色，烟尽为度，置土上，一碗覆之，少时取出，研末，每服二钱，无灰酒送下，清晨午后临睡各一服。

### 治阴囊作痒出水方

单方妙用干荷叶，研末敷囊水自祛。
若见烂红作痒者，叶烧存性痒能除。

# 脚气流火门 <sub></sub>第三十三，计九方

## 脚气论

凡伤于湿者，足先受之，盖脾主四肢，足居于下，而多受其湿，湿郁成热，湿热相搏，其病多矣。然有因外而得者，有自内而生者，其为热之病，则一见症恶寒发热状，若伤寒，但足胫红肿、筋挛痛、举步艰难，此为别。其轻者，止于足痛，重者由足痛入阴气，抵小肠，历胁肋上头，又重者，则脚气冲心，误治立死。治法以防己饮为主方①，两臂痛加威灵仙，两胁痛加龙胆草，风加川萆薢，湿加木瓜、薏苡，食积流注加山楂、神曲、麦芽。足气冲心，防己饮合四物汤或东垣健步丸。外有足跟痛者，属肾虚，又非脚气论之防己饮，内用犀角、生地，以心火下流，与湿热相搏，故用之耳。治脚气忌用补气及淋洗，脚气自外而得者，山岚卑湿，涉水骤雨及湿热之地，咸有湿热寓焉。凡受湿者，足先受之，湿郁为热，故发动而为痛，自内而生者，瓜果、茶水、酒浆、油面及煎炙之物。有湿有热，先入于胃，上输于脾，脾流于湿，且行于足，以脾脉主四肢也。故肿为湿，痛为火，不易之论也。以上议论，系足气之原，不可不知，不必入正论。

---

① 方：原讹作"本"，据咸丰本改。

补：严氏曰：古无脚气之说，内经名厥，两汉间名缓风，宋齐之后谓之脚气。补：脉浮弦者起于风，濡而弱者起于湿，洪而数者起于热，迟而涩者起于寒。

## 脚气方

## 防己饮

黄柏　苍术　白术　防己以上七分　生地　槟榔　川芎以上五分　犀角屑　甘草梢　木通　黄连各三分

上水煎，食前温服。

内有热加黄芩七分，热甚及天时暄热加石膏，大便秘加桃仁，小便秘涩加牛膝、木瓜、薏苡，酌而用之。如常肿者，专主于温服。

## 如治肥人必加痰药

## 健步丸

苍术　归尾各一两　生地　陈皮　白芍各一两半　牛膝五钱　大腹子三钱　吴萸　条芩各五钱　桂枝二钱

上为末，蒸饼丸，梧子大，每服八十丸，白术、木通各一钱，作汤送下，食后①服。

## 四物汤，治血热转筋

本方加桃仁、红花煎服。

---

① 后：咸丰本作"前"。

## 治流火神方

此方流火效如神，研末槐花薏苡仁。
空服三钱酒送下，胡桃过口食频频。

## 又方

脚指中潮湿出水，用硫磺研细末擦之，奇验。

## 又方

用陈医茄内油，搽之即愈。

## 又方

用煤研为细末，蜜醋调敷，如干，即用蜜醋润之即愈。

## 敷流火方

足红流火此方宜，陈酱乾茄急可医。
瓦上焙为极细末，醋调敷患果然奇。

## 治脚湿热肿痛

用铅一斤或二斤，入锅内，熬化，将酒冲入铅内，去铅不用，饮酒消痛，至重者，如法服，数次全愈。

# 淋秘门 第三十四，计十五方

## 淋秘论

盖淋秘大要有三，有血虚者，血因火燥，下焦无血，道路枯涩，气降迟缓，致渗漏之令失常，宜补血降火，四物加知柏、牛膝、甘草梢。有气虚者，胆中之气不下，气海之气不化，以致溲便不通，治宜四物加参芪，吞滋肾丸。有痰者，痰热隔滞中焦，阻塞升降，气不运行，以致淋涩不通，治宜二陈汤探吐。古人治淋秘，率用吐法，以提其气，滑伯仁用朱雀汤多如①枳实，是皆下病上取之义也。通用五苓②散、清肺饮子、小蓟汤、血淋方、八正散、滋肾丸。

## 淋秘脉实大者生，细涩者死

## 五淋见症

气淋为病，小便涩滞，常有余沥不尽。

砂淋为病，阴茎中有砂石而痛溺不得卒出，砂出痛止。

血淋为病，遇热则发甚则溺血，候其鼻准色黄者，

---

① 如：咸丰本作"加"。

② 苓：原讹作"苓"，据咸丰本改。

知小便难也。

膏淋为病，溺浊如膏。

劳淋为病，遇劳即发，痛引气冲。

大凡小肠有气，则小便胀，小肠有血，则小便涩，小肠有热，则更痛。痛者为血淋，不痛者为尿血。败精结者为砂，精结散者为膏，金石结者为石。小便涩，恒有余沥不尽者为气虚。揣本揆源，各从其类也，治法并用通行滞气、流利小便、清解邪热，其余调平心火。又三者之纲领，心清则小便自利，心平则血不妄行，最不可用补药，气得补而愈胀，血得补而愈涩，热得补而愈盛。小便淋涩亦有挟寒者，良由肾气虚弱，囊中受寒，见症先寒战而后溲便，盖冷气与正气交争，冷气盛则寒战而成淋，正气盛则寒战解而便溺。又有胞系转戾之不通者，见症脐下急痛，小便不通，由于强忍小便，行房使水气上逆，气迫于胞，故屈戾而不得舒张①也。胞落则死，又有妊妇多患小便不通，以胞被压下故也。血淋一症，须辨血色，色鲜者心与小肠实热，色瘀者，肾与膀胱虚冷。

补：《内经》云：胞移热于膀胱，则癃溺血，膀胱不利为癃，不约为遗溺。

---

① 张：咸丰本作"服"。

## 淋秘用药方

### 四物汤

当归　川芎　白芍　地黄
本方加黄柏　知母　甘草梢　牛膝。

### 四君子汤

人参　白术　茯苓　甘草
本方加黄芪，吞滋肾丸。

### 二陈汤探吐

治痰热膈，治中焦阻塞，升降气不运行。
陈皮　甘草　茯苓　法夏

### 五苓散

猪苓　白术　茯苓　泽泻　肉桂少许
白水煎服

### 五淋散

治诸淋。
赤茯　赤芍　山栀　生甘草各七钱五分　当归　黄芩
各五钱
每剂加灯心五分，一服五钱，水煎温服。

148

## 清肺饮子

治渴而小便不利，邪热在上焦。

灯心一分　通草二分　泽泻　瞿麦　琥珀以上药各五分
扁蓄　木通各七分　车前　茯苓　猪苓各一钱
水煎温服。

## 小蓟饮

治下焦热结血淋。

生地　小蓟根　通草　滑石　山栀　蒲黄　淡竹叶
归梢　藕节　甘草梢以上药各五分，水煎温服。

## 八正散

治大小便俱秘闭。

大黄量加减用　瞿麦　木通　滑石　扁蓄　车前子
山栀　甘草各六分　入灯心水煎服。

## 牛膝膏

用牛膝一合，细切，以新汲水五大盏，煎耗其四，
入麝少许，空心服。

## 二神散

海金沙三钱　滑石三钱
上为至细末，用灯心汤调下。

### 补滋肾丸

黄柏酒洗焙　　知母酒洗焙,各一两　　肉桂一钱

上为极细末,水丸如梧子大,每服百丸至二百丸,百沸汤送下。

治下焦阴虚,脚膝无力,阴汗阴痿,足热不履地,不渴而小便闭,或因成中满,腹大坚硬,腿脚坚胀,裂出黄水,双睛凸出,昼夜不眠,饮食不聒,不可言者。

### 治砂淋、血淋痛不可忍,久远不愈方

砂淋及血痛难当,生用天冬一味方。
捣汁去心饮半盏,二淋即出便如常。

### 治血淋妙方

黄连黄柏与黄芩①,各等一钱酒炒匀。
肉桂五分加在内,血淋煎服即安宁。

## 遗精门 第三十五,计九方

### 治梦遗滑精贴脐膏

去壳梧桐子取去②,松香研末各三分。

---

① 芩:原讹作"苓",径改,下同。
② 去:咸丰本作"仁"。

一厘冰片来同捣，津唾为丸一粒圆。

安入肚脐膏药贴，患人精固梦无闻。

## 又屡效方

五倍子焙为末，童女唾津为丸，安脐内，以膏药贴上，七日一换，丸如黄豆大，极妙。

## 治遗精方

酸枣仁二两　　天门冬二两

酒浸一宿，晒干研末，临卧用酒送下三钱。

## 治白①浊二方

破故纸一两，韭菜子一两。

二味各沙去火气为丸，空心酒服。

## 又方

大甘草七钱，用清水浸透，炭火上屡炙至酥，加赤芍药三钱，用水二钟，空心煎服。

## 治赤白浊神方

用竹茹一大把，煎滚水冲瓦罐内，露一夜，空心温服，隔半日方可饮食，其浊即愈。

---

① 白：原讹作"血"，据正文改。

### 聚精丸

鱼鳔半斤，切细面炒成珠，再加酥油炒黄色。

当归一两，酒浸　沙苑蒺藜一两，炒黄色

共为细末，炼蜜为丸，如梧桐子大，每服五十丸，空心酒下，盐汤亦可。人年四十之外，加童便煮熟大附子三钱。

### 金锁丹

### 治男妇滑精、飞交、遗精、梦泄

赤茯苓　远志　龙骨煅红，各三钱　白茯苓坚石者二钱

牡蛎四钱，左顾者，煅微赤

上为细末，酒糊为丸，如梧桐子大，每服五十丸，早晚各一服，盐汤酒皆可。

### 治遗精方

覆盆酒煮菟丝子，芡实连须白者佳。

沙苑蒺藜各二两，五钱龙骨火中烧。

再加两半石莲子，七味俱成细末调。

金樱糖拌梧桐大，每服百丸盐水偕。

## 大小便不通门 第三十六，计二十三方

### 治大小便不通方①

二便不通捣葱白，以醋封脐立见功。

### 又方

单用皂角细为末，米饮调吞便即通。

### 通闭结兼治儿枕痛妙方，又治痨热

阴阳闭结难通也，荠菜之花恰好方。
采来三月风干用，河水浓煎服此汤。
儿枕痛时尤对症，服之荣卫得如常。
且能清热除痨瘵，草药之功岂可忘。

### 治大便闭结

取野地上臭椿树，朝东，取根如指大者七寸，剥皮煎汤服即通。

### 治小便不通

取屋檐下陈麦秸草一把，洗净煎汤服，即利。

---

① 方：原脱，据正文补。

153

### 又方

取大螺蛳一个，用盐半匙和壳捣烂，置病者脐下一寸三分，用宽布紧系，顷刻即通。

### 又大小便闭塞方

番木鳖一个　麝香五厘

上用灰面包成饼，烫过退凉，小箸①开孔，合脐上即通。

### 又方

二便不通方急救，人参琥珀大黄神。

参黄各用二钱切，琥珀八分末要真。

三味水煎忙服下，立通二便病回春。

### 治大小便不通方

用明矾为末一茶匙，入患人脐内，再用井水一匙，入脐内，矾化即愈。

### 治小便即通方

用木通不拘多少，煎水洗，久侵②即通。

---

① 箸：同"箸"。

② 侵：咸丰本作"浸"。

154

### 治尿后反滴药酒

用野枸杞不拘多少，浸烧酒，不时服之，即愈。家枸杞亦效。

### 治虚弱小便频数及尿后反滴方

用十全大补汤内加益智仁八分，煎服数脐即愈。

### 治小便频数日夜无度方

用川萆薢不拘多少，洗净为末，酒糊丸，如桐子大，空心盐汤或酒下五七十丸，七服后愈。

### 治小便出血方

用麦门冬四两，去心，煎汤频服。

### 治小便不通方

用生芝麻一合，碾碎，用冷水一碗，调送下即愈①。

### 治老人大便不通 圣济总录

当归五钱　枳壳三钱
煎服立通。

---

① 愈：咸丰本作"通"。

## 又方

当归　白芷各等分为末，每服米饮二钱

## 治二便不通立效二方

用大麦秸①煎浓汤饮，大便即通。

用小麦秸煎浓汤饮，小便即通。

## 治小便不通象牙方

用象牙磨水空心服，若小便不禁，用象牙煎汤，不时服，即愈。

## 治小便赤浊，心肾不足，精少血燥，口干烦热，头晕怔忡

菟丝子与麦门冬，处制去心方有功。

二味等分为细末，蜜丸样子如梧桐。

盐汤空腹二②钱效，服久精神自不同。

无病身安贫也乐，能消妄念是仙翁。

## 治大便不通蜜箭导法

用净蜜熬干如膏，放在冷水内，捻③成枣核样，蘸

---

① 秸：同"稭"。

② 二：咸丰本作"三"。

③ 捻：同"撚"。

156

猪胆汁捻入大便内，少时自通。至甚者只须导二三次。

## 又方

用雄猪胆一个，将小芦管放在猪胆中，缚紧，就将芦管放入大便内，手挤猪胆汁流入，只二三次自通。

## 仙人粥

治气血不足，面色黄肿，手足疼痛软弱，行履不便，身体羸瘦，用何首乌白者雌，赤者雄，得一二斤，大者为佳。不可用铁器以竹刀刮去粗皮，切成片，细细如綦子面大，每日五钱，用砂锅以白水滚烂，放白米三合，洗净入内煮粥，每日空心服。

# 集古良方卷之九

古歙要江进纂辑，男兰蕃敬梓

## 眼目门 第三十七，计三十方

### 点眼膏二方

眼睛红烂泪常流，乳拌蕤仁先去油。
日点药膏三四次，目中云翳总能收。
鸡爪黄连磨乳点，单方功效极明眸。

### 治迎风下泪神方

迎风冷泪听根源，腊月寻桑不等闲。
觅取梢头不落叶，煎汤洗目自安然。

### 洗眼神方

眼睛红痛重如桃，毋服煎丸莫点膏。
黄豆取来搥七粒，明矾松茗有功劳。
矾茶各等七分足，三味滚汤用碗熬。

158

温洗患人红肿散，能开翳膜见秋①毫。

## 治蜘蛛丝入目神方

蛛丝入目眼红肿，合密难开急与医。
金墨羊毛新笔上，眼中涂黑裹蛛丝②。
少时坐定手轻看，拭目将棉丝去之。
未尽再搽金黑墨，红消肿退愈无疑。

## 洗火眼神方

时逢火眼痛难言，不是奇方莫乱传。
归尾黄连均四分，明矾铜绿皮硝碾。
半分三味各称准，滚水碗中药共煎。
绢隔药渣温洗服③，红消肿④止自⑤安然。

## 点目中翳膜神方

常闻减⑥乳小婴孩，时有蛔虫吐出来。
急取虫身分两片，揠干虫腹仰天排。
硼砂碾细二钱用，捻在蛔虫诚妙哉。

---

① 秋：原讹作"秌"，据咸丰本改。
② 蛛丝：原作"蜘蛛"，据咸丰本改。
③ 服：咸丰本作"眼"。
④ 肿：咸丰本作"痛"。
⑤ 自：咸丰本作"目"。
⑥ 减：同"减"。

新瓦焙干为细末，目中一点翳云开。

## 明目菊花汤

目暗肾虚恼怒因，菊花白者此方神。
煎汤每日随时服，七七之期目复明。
酒色五辛俱切忌，心间永远乐天真。

## 治痘风眼并洗昏目复明方

清明剥取柳枝皮，煎水时常洗眼宜。
一切痘风皆可疗，多年昏目总能医。

## 明目猪肝丸

用家园扁柏叶洗净，焙干为细末，犍猪肝煮熟，焙干为末。二味均捣，炼蜜为丸，如梧子大，每早晚白滚汤服三钱，不可间断，其目自明。

## 延年明目丸

用桑叶晒干，去筋，取末一升，生黑芝麻一升，共为细末。用生蜜日晒为丸，早晚每服二钱，桑椹蒸晒干更妙，不用叶亦可。

## 洗眼仙方

彰德府太守年九十岁，双目不明，二十余年无方可治，偶遇一老人，传此方洗。五月初五日或七夕日，取白果树叶，每洗日用十片，取无根水一钟，煎八分，澄清洗目如童子一般，取时线穿阴干。闰月照上月。

正月初八，五月初五，九月初一。

二月初十，六月初七，十月初十。

三月初五，七月初八，十一月十一。

四月初一，八月初五，十二月初十。

## 治雀目方

夜明砂　蛤粉

各等分为细末，每服二钱，犍猪肝一片，三指大，入药于内，麻线扎定，用陈米一合，煮熟空心吃肝。

## 治飞丝入目方

用鲜生姜捣汁，少许点眼内，飞丝滚出，肿即退。

## 又方

象牙一块，有绞①白者，取人乳放乳钵内，用象牙磨浓，如米泔一样，再加黄连极细末，冰片研细各少许，入前药点眼角。

## 热眼暴起洗方

当归羌活山栀仁，川芎黄连各五分。

明矾加上一钱足，钟水煎温洗眼神。

---

① 绞：咸丰本作"纹"。

### 眼中翳障方

土蜂窠一钱，另研　硼砂一钱，碾　琥珀五钱，碾　珍珠五钱，碾

蜂窠用绵纸筛去沙，同三味，合碾极细末，一应赤眼外障，并新翳白点。上数次即去。

### 治烂眼红弦痘风火眼

井水河水各半，共一坛。皂矾半斤，铜青二两，埋地下日久者尤效。用时取水洗之，百发百中。

### 点翳眼方

小红枣一枚去核，将明矾五六厘藏在内，用纸包枣浸湿入热灰内，煨以化为度。取起明矾，碾细，用灯草点翳上，三五次愈。

### 明目方

冬至后，槐角子如黑漆者，洗净晒干，不拘多少，用黑牛胆拌槐角子装入胆内。以八分为满，悬于风前，阴干破胆取出，用磁罐盛之。每月初一日早晨，用一粒，以白滚汤待凉吞下，每日渐加一粒，至十五日加至十五粒止。十六日复渐减去一粒，初一日如前月又复用一粒起。仍制六味地黄丸加枸杞甘菊同服。

### 治暴肿赤眼妙方

用好红枣不拘多少，剥去核，置上好明矾、黄连在内，以湿草纸包煨，矾化，取出放碗内，或人乳或清水浸饮①锅内顿化，久取出放瓷罐内，点涂眼绝妙。

### 洗眼方

用皮硝八九钱，取新汲水二钟，放下澄清，将上清水煎五七沸，倾入瓷罐内，放阴凉地下，出火性。每日洗眼三五次，用中指擦五遍。

### 治眼生扳睛努肉并不能远视妙方

用生熟地黄各一斤，酒炒洗去泥，好川椒半斤，去子净，炙脆为末，同前二味。石臼捣烂，和为丸，梧桐子大，或酒或白滚汤不拘时送下六七十丸，如此一月百病俱除。

### 治偷针眼方

病人背上膏肓穴处有红点，用针挑破即愈。

### 明目补肾兼治筋骨疼痛方

用小红枣十二枚，冷水洗净去蒂，甘州枸杞子三

---

① 饮：咸丰本作"饭"。

钱，小马料黑豆四钱，水二碗煎一碗，早晨空心连汤，枸杞枣豆嚼之。

### 治眼见黑花赤痛昏暗名甘露汤

用萎蕤焙四两，每服二钱，水一盏，入薄荷二叶。生姜一片，白蜜糖少许，同煎七分，卧时温服，日一服。此出《本草纲目》、《圣济总录》单方。

### 明目益肾还睛丸

当归身四两，酒洗　天门冬二两，去心　麦门冬二两，去心　知母八两，盐汤炒　白芍药一两，醋炒　生地黄二两，酒炒　怀山药二两，炒　陈皮二两，洗　川杜仲二两，酒炒　川牛膝二两，酒洗　甘菊花二两　黄芪三两，酒洗　百部二两，洗　川黄柏四两，盐水炒

上为末，炼蜜丸，梧桐子大，早晚白汤，吞一百丸。

### 治七十二症眼药方

黄连四两　当归三两，猪肉汤洗　家菊花四两

上用清水十碗，煮透滤去渣，复用铜锅熬干，入银一两，借气熬至砂糖样，入制过炉甘石二两，羊肝灰三钱，青鱼胆一个，石燕磨水半杯，蜜一匙，鸦毛一根，炭火上烧成珠。取下用冰片四分，麝香六厘，调和捻成细条收贮，勿令泄气，入眼自化，不用水调。

### 治久患内障屡验方，出本草纲目

车前子　干生地黄　麦门冬去心

三各等分为末，炼蜜丸，梧桐子大，每服五十丸，白滚汤下。

### 灸大拇指节明目方

大拇指背上曲节处，名大骨空穴。择天气清明，不犯人神所在，日正当午时，艾如麦粒大左右，大指各灸三壮，灸后半日不可进饮食，并茶汤，使邪气不得上冲，便能明目。

## 耳门 第三十八，计九方

### 治耳聋

巴豆一粒尽去油，班猫足翅总除头。
猫三与豆调均用，少许麝香着意修。
葱汁为丸麦粒大，丝绵包裹耳中揉。
水流三日浑难净，里边微痛莫疑忧。
那怕耳聋三十载，开聪妙诀世无求。

### 又方

鲤鱼生脑入葱装，细研三厘好麝香。
摘去尖头塞耳内，外将线缚谨中藏。

来朝忽尔一声响，喘息能开极妙方。

## 治箭穿并割耳

箭穿耳上淋漓血，又及刀锋去耳边。
马粪熟敷即痛止，两般依旧合先天。

## 治耳内出脓方

脓耳时常湿不安，必须灾退遇仙方。
明矾炼过枯为末，头发烘焦瓦上看。
二味等分同研细，每吹耳内自然干。

## 治百虫入耳

用香油灌入耳内，即出。

## 又方

用鸡冠血滴入耳，即出。

## 驴牛乳方

用驴牛乳最良，灌耳即出。

## 又方

用猫尿滴入耳即出。欲取猫尿。以生姜擦其鼻，即溺。

## 鼻门 第三十九，计九方

### 治糟鼻

栀仁炒黑酒糊丸，食后三钱每日餐。
再取瓦花来捣烂，夜敷日洗两相安。

### 又二方

一肺风酒刺面赤牛蒡子二两，瓦焙研末，空心服一钱，滚汤送下。
连翘心研酒调下，每日三钱服妙丹。

### 治赤鼻方

雄黄五钱，用透明成块无石红色者为佳，硫黄五钱，陈水粉二钱，真正者共为细末，合一处，用头生男乳汁调服，不过三五次即愈。

### 治鼻渊方

**又方**用黄木香花铺头顶上，以帽笼之，一二日即愈

南星半夏制莘荑，酒炒黄芩苍术宜。
神曲要真香白芷，等分荆芥此方奇。
共为细末水调服，食后三钱不可迟。
数日鼻渊神速效，若逢鼻病总能医。

### 治鼻疳烂通鼻孔方

用鹿角一两，明矾一两，俱放在瓦上，隔火煅过。人发五钱，在灯火上烧过。共为末，温花椒汤洗净，掺药于疳上，三四次即愈。如疮不收口，用瓦松烧灰存性，研末干掺之，即收。

### 治红鼻单方

乌梅半斤，每日用四个，捣碎煎汤，空心服。

### 治糟鼻赤面大麻风兼治之

三五年陈锅粑一斤<sub>新者不效</sub>　香白芷四两　黑山栀四两

上共为末，早晚各服三钱，白滚汤下。


## 口疮门 第四十，计十方

### 治口疮妙方

青黛重罗用一钱，硼砂明净五分研。
三厘冰片同为末，吹上口疮即愈痊。

### 又赴筵散

妙方三味赴筵散，研来黄柏蜜陀僧。

青黛等分为①细末，口疮干贴也相应。

## 漱口洗面上红紫诸斑②方

整块食盐烧七次，浸捞滴醋研如泥。
每晨搽③齿吐津洗，经紫诸斑渐渐移。

## 治口疮漱口极妙④方

石⑤膏香附老苏梗，咀片大黄均二钱。
四种水煎温漱口，其中疼痛即时痊。

## 治口疳方

五倍子火炙存性　铜绿　枯矾　儿茶各五分　红褐子烧灰存性，一钱　冰片一分　黄柏五分

先将各药研极细末，后加冰片、矾。遇患处，先将甘草汤噀口，再吹药即愈。

## 治口内走马各样疳疮

用多年白螺蛳壳烧灰为末，再加孩儿茶些少，共为末，吹患处，一次即愈。

---

① 为：咸丰本作"皆"。
② 斑：原讹作"般"，据咸丰本改。
③ 搽：咸丰本作"擦"。
④ 妙：咸丰本作"奇"。
⑤ 石：原讹作"百"，据咸丰本改。

### 治口舌疮方

用黄连煎酒，百沸半温，漱口细咽。

### 治口疮连年不愈方 出《外科精义》

用天门冬、麦门冬并去心，黑玄参等分为末，炼蜜丸，弹子大，每噙一丸。

### 治舌疮方

上白硼砂末一钱，雄黄明者五分研。
二厘冰片调均细，吹在舌疮即可痊。

### 治口疮方

寒水石五钱，火煅过　硼砂一钱　冰片一分
上共为末，用少许入口，即愈。


## 齿牙门 第四十一，计二十三方

### 止痛固齿立效散

齿牙肿痛最难当，杜仲青盐炒大黄。
牛膝炒来同细末，指搽立刻得安康。

## 治诸般牙疼

将大戟咬在痛①处，即止。

## 洗眼明目固齿散

盐水大块火来烧，皂角汤中七吹②撩。
细末清晨将擦齿，吐津洗目免心焦。

## 牙疼一笑散

## 治虫牙疼痛不可忍

椒目为末，以巴豆一粒，研成膏饭丸，如蛀孔大。绵裹安于蛀孔内，昔有乐清子患此，号呼之声彻于四邻，诸药不效，用此。

## 立止牙疼荔枝散 肥大荔枝，用一个顶开小孔，满装盐

火中烧透惟存性，研末粘牙痛即拈。

## 治齿牙③缝出血不止

齿牙缝内血来多，满口淋漓奈若何。
鹤风草名单取汁，频频漱口血调和。

---

① 痛：咸丰本作"疼"。
② 吹：咸丰本作"次"。
③ 齿牙：咸丰本互乙作"牙齿"。

### 又方

或逢齿痛冬青叶，捣汁如前疾自瘳。

### 擦牙一笑散

一笑散中用老姜，黄连川者防风良。
三味九分同细末，擦牙止痛是神方。

### 羌活散

漱牙药去风止痛。
薄荷二钱　羌活三钱　大黄一钱
上用水二钟，煎至一钟，去渣温漱冷吐之，咽亦可。

### 治风热牙疼

细辛一钱　猪牙皂角一钱　白芷一钱　防风五分
上为细末，用柳枝煎汤漱口，吐出，用手蘸末，搽在疼处，立效。

### 牙疳方

乳香　没药　孩儿茶　水花硃　珍珠
各等分为末，擦患处，温水漱之。

### 擦牙散

用旱莲草捣汁和盐煎成饼，又研为末，每日擦牙，

172

漱服之。

## 又方

春采槐芽或槐条如指大者，不拘多少，煎浓汁同净盐熬干，研为细末。入花椒末少许，清晨擦牙、漱口、洗眼、明齿、固须发亦黑。其盐以水掏去黑泥，先将盐水熬干，后入槐枝同熬。

## 牙落再生方

用滴乳石四钱，火煅研为末。人参六钱，鹿角菜六钱，瓦焙为末。百合一两，瓦焙为末，海粉二两，焙为末。羊角内肉二两，焙为末。共为末，桑头汁为丸，如绿豆大，每服三十丸，用人乳半钟，空心服至一百日，即出。

## 治牙疼各经加药八珍汤

升麻七分　生地五分　荆芥七分　丹皮五分　青皮五分
细辛五分　防风七分　当归五分

满口痛者用此八味。

又一方加石膏、甘草，水煎服。

当门牙疼属心火，加黄连、麦冬。

下四牙疼属肾火，加黄柏、知母。

上两边疼属胃火，加川芎、白芷。

下两边疼属脾，加白术、白芍。

左上尽牙属胆，加羌活、龙胆草。

左下尽牙属肝，加柴胡、山栀。

右上尽牙属大肠，加枳壳、大黄。

右下尽牙属肺，加桔梗、黄芩。

### 治牙痛擦牙神效方

杏仁不拘多寡，用针刺向灯火上烧黑存性，研细擦患处愈。

### 治牙疳龈烂，穿唇破颊并口疮，神效。

胡黄连五分　胆矾五厘　儿茶五厘
共为细末，擦搽之立愈。

### 治牙痛方

牙硝二钱　硼砂一钱五分
上研细末，搽在患处，任其流涎，药尽又搽如前。患除用温水漱口。

### 又方

用青布如钱大，包潮脑少许，咬在患处，流涎即愈。

### 治虫牙立效方

韭菜子五钱，用粗碗将火入内，韭菜子放上，微起烟。将纸套凑烟，接入鹅翎管或熏耳或熏牙，左牙左熏，右亦如之。

## 壮阳固齿散

旱莲草一两　花椒三钱，炒　石膏二两，煅　青盐二两，煅　小茴香一两　白芷五钱　升麻五钱

上为末，早晚擦牙，少顷漱之或咽下尤妙。

## 治牙齿日长渐至难食名髓溢病

用白术煎汤漱服，取效即愈也。

# 咽喉门 第四十二，计二十四方

## 治诸骨及物在咽喉法水神方

偶吞诸骨喉中阻，一盏清泉不可迟。
左手朝天三指盏，右为剑诀水边题。
书法雪山童子到，五字书完七遍奇。
水向东吞物即化，广传妙法晓人知。

## 威灵仙方

砂糖煎酒威灵仙，饮时诸骨化为涎。

## 又方

只用砂糖马屁渤，和丸服下亦如前。

### 误食猪骨在喉

误吞猪骨人难识，上下不通狗一只。
吊起左蹄涎取用，吃之即愈最容易。

### 治骨鲠

香椿树子阴干，半碗擂碎，热酒冲调，服之良久，即连骨吐出。

### 又方

以橄榄食即下，或核捣为末，用流水调下。

### 治鸡骨鲠

甘草二钱　威灵仙五钱　宿砂三钱
上用水一钟，煎四分，入口噙漱，入喉呵气即愈。

### 赤咽喉肿①

百草霜　枯矾
上研细末，吹入喉内自愈。

### 治暴失音

用猪脂油一斤，入锅先炼成油，捞出渣，入白蜜一斤，再炼，少顷滤过，净磁器内，冷定成膏，不时挑服

---

① 肿：咸丰本作"疮"。

176

一茶匙，即愈无疾。亦可常服润肺。

### 治声哑方

甘草乌梅同桔梗，再加乌药是良方。
等分四味水煎滚，温服声音渐渐扬。

### 治单鹅双鹅不须服药

单鹅双鹅急症门，病中饥饿食难吞。
头上顶心有一粒，用针挑破即饕飧。
发分看若无颗粒，青布拍之毒现根。

### 又屡验方

单方捣汁土牛膝，滴流鼻内化痰涎。

### 治急喉风、乳蛾闭塞

用新鲜乌梅根一撮，艾叶七片，捣碎人乳和，再捣取汁，令病人仰卧，将汁灌入鼻内，须臾痰涎即从口鼻出而愈。

### 又立效方

用好鸭嘴胆矾盛于青鱼胆内，阴干为末，吹入喉中。

### 喉闭急救方

胆矾　白矾

各等分生用，研极细末，合为一处。如咽喉初觉痛时，用苇筒将此药吹入痛处，闭口切勿咽下。少时口涎下流，觉药力稍缓，用温水漱之。如此一二次，即消肿痛矣。如觉迟已成，赤紫如皂子大者，此药可日加数次，亦能消之。白滚汤可用，忌生冷之物。

### 又急救骨鲠方

用栗子内薄衣烧存性，研末吹入咽中，即下。

### 治鱼骨在喉方

用灯草烧存性为末，吹入喉即下。

### 治喉癣喉痛难进饮食方

凤凰衣即哺鸡子壳内衣，微火焙黄，研细末　橄榄核放瓦上火煅灰，存性为末　孩儿茶研末

已上各等分，以一钱为则，加冰片半分，用竹筒装药吹入喉内，即能进饮食。

### 治喉鹅神效方

用玄明粉吹入喉中，用井花凉水，噙化咽下即愈。

### 又方

用清水化硼砂三分，番木鳖去毛磨三分，含在患处，去涎即愈。

### 治喉鹅蟾蟆窠

单用七枚蟾蟆窠，火烧存性细研过。
喉中吹药能消散，或酒调吞治此鹅。

### 治喉闭妙方

喉闭流星急，忙擂青艾汁。
和蜜灌喉中，便得无忧抑。

### 又方

用稀莶①草碾为极细末，吹入喉内即愈。俗呼为火枚草。

### 又

### 治喉闭十八种俱效

五月五日合
青梅二十个，用盐十二两，五月初一日腌至初五日，取用梅汁拌后药。
白芷二两　羌活二两　明矾三两　防风二两　猪牙皂角三十条　桔梗二两
上六味俱为细末，拌梅，以磁器盛，用时薄绵裹之，噙在口内，令津液徐徐咽下，痰出即愈。

---

① 莶：同"蔹"。

**治咽喉一切危症**

九日取茭瓜，挂北楼，风二三年，如遇喉咙急症，取一根，去薹，浓煎服至两碗，无不开关者。

茭白风干三两年，一根煎服病喉痊。

用时惟忌阴人手，日选重阳妙法传。

**经验止痘神方**

此方凡婴儿，无论男女，须用肥大光洁川楝子。一岁至三岁俱用七个，水三碗。四岁至五岁用九个，水五碗。六岁至七岁用十五个，水七碗。八岁至十岁，用二十个，水九碗。十一岁至十五岁用三十个，水十碗。凡用，必将川楝子在石臼内捣烂，用新瓦锅同水煎浓，倾入新瓦盆内，向避风处，将稀白新布一方，蘸水自头至脚遍身洗擦。勿泊余空，仍将布拭干，避风一刻。捣药最忌铁器，沐浴要择除日，连洗七次，如五月至七月内有七个除日，俱在热天，更妙。倘能依照煎洗，非但痘疹不出，即疮疥亦能除。若有不信，或手或足少留一处，至出之时，必出痘一块，于未洗之处，始信神方之效验也。

集古良方卷之九终

# 集古良方卷之十

古歙可亭江进纂辑，男蕃兰敬梓

## 妇人门 第四十三，计八十五方

### 敷乳肿兼治火伤妙方

不意火伤最可怜，良方大麦炒焦研。
香油调末同敷上，立刻除疼若遇仙。
又治乳间红肿痛，如前敷药内消坚。
再将鹿角频频刮，酒末调吞即快然。

### 艾附方

妇人无子者，取好香附子，每斤陈艾四两，陈醋一大碗，同煮，待香附子煮透，去艾，将香附子炒干为末，醋面糊为丸，如梧桐子大，每服一百丸，白滚汤送下。

### 调经育子丸

育子调轻不可迟，忙修合服此方奇。
当归艾叶川芎等，益母功劳熟地随。

以上各均四两足，再加苏叶不须疑。
叶称三两遍为末，香附半斤四制为。
乌药咀来用二两，共成八味捣如泥。
和丸炼蜜如梧子，每服三钱滚水宜。

## 樗柏皮汤

治崩漏不止，血下无度。

樗柏皮即臭椿二钱，涩血　枯芩一钱五分，凉血　熟地黄一钱，补血　当归头一钱五分，止血　地榆一钱，收血　川芎一钱　芍药八分　生地黄七分　伏龙肝一钱　南艾叶六分炒

上用水二钟，醋一匙，煎至八分，空心服三五服，即止。

## 止赤白带方

妇人带下为何故，湿热风寒此病生。
精气不行苦氲郁，善调血脉始和平。
青州柿饼烧研末，白酒吞之最为精。
每日三钱空腹下，三朝全愈乃扬名。
若逢便血米汤吃，每服如前不可更。

## 又秘方

芍药　甘草　良姜　菖蒲　当归　熟地黄　牡丹皮川续断　红花　苏木上各等分，用水一钟半，煎至八分，温服。

## 治妇人阴蚀妙方

妇人阴户湿生虫，作痒难言运不通。
饮食少时肌渐瘦，若无方治命将终。
单方五倍子煎水，热洗痒除立见功。

## 枇杷叶丸

治妇人血崩，经事失期或前或后，能令有子，极效方。

枇杷叶二斤，蜜炙　枸杞子半斤　山药一斤　山茱萸半斤　吴茱萸一两

上各为末，炼蜜丸，如梧桐子大，每服七八十丸，清米饮下。

## 魏元君济生丹

专治妇人女子，赤白带下等疾。以荞麦面不拘多少，用鸡子清为丸，每服三五十丸，白滚汤送下。

## 治月水久闭

用蚕砂四两，炒半黄色，就入无灰酒一壶，于砂锅之①内沸过，取起以磁器盛之，去砂温饮一盏，即通。

---

① 之：原空一格，据咸丰本补。

183

### 治血山崩

吴萸青盐同煎汁，两半青盐一两萸。
六两木耳将汁泡，晒干细末不容粗。
和丸粟米汤为妙，滚水服之血自无。

### 又方

此方单用泽兰叶，每饮浓煎血病除。

### 治血山崩不止

三七取根研二钱，空心白酒服之痊。

### 凤尾草单方

良方单用凤尾草，烧来存性酒吞好。

### 又方

调理皆宜四物汤，诸般血症总相当。
养荣和①胃身无病，胃口开来寿命长。

### 治妇人下寒久不生产方

胡椒　杏仁　核仁　蜂蜜各四两
上捣烂，用磁瓶一个，以纸封固，用绳系紧，用竹
箭一条，插封瓶纸中间，以通其气，放瓶于锅汤内，煮

---

① 和：咸丰本作"相"。

一饭熟为度。取起，每日清晨，用热酒服三茶匙，睡一觉起，久服如火热，自然受胎。

## 治内外吹乳乳痈方

玉簪花取根来捣，少许加盐共捣泥。

初起乳痈敷散肿，消红止痛毒能医。

若逢已溃忙敷上，完口除脓①总治之。

## 治吹乳书字妙方

妇人吹乳不须敷，三字书来乳疾无。

可写田山水妙法，右边乳肿左鞋铺。

左边②乳肿右鞋内，脚下分明病即驱。

田字不宜湾转下，写成六笔始相符。

## 治妇人小腹作痛不止，立效方

阳症妇人小腹痛，荔枝用壳水同煎。

壳称一两水钟半，煎滚之时服即痊。

## 保胎丸

专治屡③经堕胎，久而不育者，过七个月不必④服。

---

① 脓：原作"浓"，径改，下同。

② 边：咸丰本作"逢"。

③ 屡：原空一格，据咸丰本补。

④ 必：原讹作"心"，据咸丰本补。

人参一两五钱　白术四两　黄芩二两　当归二两　杜仲一两五钱，盐酒炒，另研　续断一两五钱，酒浸　熟地黄一两，酒浸蒸　陈皮一两　香附子一两，童便浸

上共研为细末，糯米饭为丸，空心每服七十丸，白滚汤送下。

### 安胎如圣丹

煮鲤鱼一个，并汤食之，治胎气动，甚效。

### 临产方

当归三钱　川芎三钱　陈皮一钱五分
上用水一钟，煎至七分，温服。

### 追生仙方

赤蓖麻子仁十枚　屋内倒挂龙三钱
上为末，捣泥丸，如黄豆大，每服七丸，空心温酒下，神效。

### 又立验方

滑石三钱　枳壳三钱　甘草三钱
上用水一钟，煎服，其胎即下。

### 难产珍珠方

难产房中不可忙，珍珠二两一仙方。
线穿入罐水煎滚，取水吞之立产郎。

186

## 金黑墨方

忽闻难产令人惊，胎滞腹①中久不行。
深研案头金黑墨，水温调服立时生。

## 佛手散

川芎三钱　　当归三钱
或上或下或左或右或死或活，姜汤调服自愈。

## 治难产神方

真蜜香油和腊酒，每样一杯是妙方。
锅中煮熟产娘服，儿声落地祸转祥。

## 又单方

另方单用吉祥草，难产嗅之立刻生。

## 难产书府尊姓名到此催生或黄纸书，或有印历壳书

若逢难产用朱笔，即以府尊名姓题。
烧纸灰投水盏内，产娘服下小孩啼。

## 治胎衣不下恶血凑心

其证心头迷闷，胎衣上逆，冲心须臾不治，其母即
亡。

---

① 腹：咸丰本作"怀"。

干漆五钱，为末　　大附子一枝，泡子①皮脐为末

上用大黄末五钱，酒醋熬干，入前二味为丸，如梧桐子大，每服三十丸，淡醋汤吞下。须臾又进二服，胎衣立下，此药可预先合下。

## 又方

用赤小豆一升炒过，用水三升，煮二升，去豆取汁，温服，胎衣立下。

### 治子死母腹横逆不顺方

子死横逆在腹中，不生不顺母心冲。
伏龙肝即灶心土，研末细看色取红。
末用二钱温酒服，连儿带土立时通。

### 治盘肠生方

枳实三钱　　肉桂五分
水煎急服。

### 治横生柞木饮

柞木枝有刺者佳，一握约长五七寸，六七茎，切碎和生甘草五寸，水煎极热服。或用柞叶煎浓汤，徐服二碗即顺。

---

①　子：咸丰本作"去"。

## 又治横生方

四物汤加丹参，煎水服甚效。

## 治生产二三日不下或胎衣不下者

难产胎衣用此方，七钱益母草为良。
三钱蝉蜕忙加上，归尾五钱三味汤。
一碗童便酒二碗，煎来碗半产娘当。
徐徐服下精神壮，立产麟儿贺吉祥。

## 治孕妇逆生

其证孕妇欲产时，遇腹痛不肯舒伸，行动多曲腰眠卧忍痛，其儿在腹中不得动转，故脚先出，谓之逆生，须臾不救，子母俱亡。

乌蛇蜕一条　蝉蜕十四个　血余胎发一球

上各烧灰，服二钱，酒调下，并进二服，仰卧，霎时，儿即顺生。

## 又方

用小绢针于儿脚心刺三五针，急用盐少许，涂脚心刺处，即时顺生下，其母并子俱活。

## 治产后眩晕生花，不省人事

截鹿角，不拘多少，烧灰，以酒调服，即止。

### 治乳癣乳疬围药

白芨研末一两，水调敷乳患处，如干，再用水润之。

### 治产后血晕血迷

用多年陈荆芥穗，灯烟上燎焦黑存性，每服三钱，童便少兼酒调下，极妙。

### 治妇人乳癣

白芷一钱　雄鼠粪一钱

俱曝干为末，用好酒调服，多饮，取一醺而愈。雄鼠粪，乃两头尖者是。

### 治妇人血崩不止诸药不效服此立止

用甜杏仁上黄皮，烧存性为细末，每服三钱，空心热酒调服。

### 又经验方

用白矾飞过为末，面糊为丸，如指头顶大，每服一丸，黄酒送下。

### 又香附方

用香附炒焦黑，研末，酒下三钱，三服即止。

### 又草鞋鼻方

用草鞋鼻头一双，每取三寸，又用箬皮包乳发，俱烧灰存性，用酒煎调服，即苏而血亦止。

### 治妇人血崩

黑马料豆炒研三钱，小麦炒研三钱，老丝瓜连子三钱。十字街心土，火煅三钱，共为末，空心茶送下，三钱不数服，即愈。

### 治妇人白带二方

晚蚕沙，炒老黄色，为末，早晚酒服三①钱。

### 又方

用白凤仙花为末，空心酒服三钱，次日服二钱，三日服一钱即愈。至重者，五钱起，减至五日全愈。

### 治产死腹内方

天麻子十三个去壳　灰面五钱
共捣烂，包放女右足心，产下即除。去迟则肚肠下来，倘遇此，复将原药放头发心内，肠即收上。

---

① 三：咸丰本作"二"。

### 治乳头破裂

胭脂蛤粉为末，敷之立效。

### 治血崩方

升麻五钱　柴胡五钱　川芎一钱　荆芥穗六分　当归六分

上水二碗，煎一碗，食远服。

### 治孕妇胎中杨梅结毒

生地　川贝母　川黄连酒洗　天花粉　川芎　厚黄柏盐酒炒　蝉蜕去土　僵蚕　苦参　桑白皮以上各四两　防风　荆芥穗　金银花以上各三两　土茯苓十两，以竹片刮去黑皮

以上药共为细末，用小麦面糊为丸，如梧桐子大，每日清晨用盐汤①水吞下二钱，不可间断，久服自然产下婴儿，无毒，延寿极验。天月二德日修合，除开日服药，易效。

### 治血山崩方

五灵脂研为末，用生芝麻和嚼下，每日随用六七次，其疾全愈。

---

① 汤：咸丰本作"滚"。

## 又方

用枯黄芩，炒微黄色为末，每服三钱，用铁秤铊烧红，浸酒空心服。

## 又方

陈棕　艾梗　烧灰存性，各等分，每服一钱，空心白酒送下。

### 治乳闭吹乳神方

贝母七个　葱头七个

全捣烂团七个，左乳闭塞右鼻孔，右乳塞左鼻孔，不时换即通。

### 治乳初肿方

名曰大铁箍散。未成形者内消，成形者微肿即愈。

南星五钱　锦纹大黄五钱

共为末，醋调敷患处，干时取下，复以醋调敷愈。

### 通乳方

当归　通草　漏芦　木通　川山甲炒黄色

用雄猪前蹄一只同煮①。

---

①　同煮：咸丰本作"煮用"。

## 治女人经水不调单方

丹参四两

火炼成灰，存性为末，每日早晨晚间服三钱，白酒调下。

## 治妇人白带方

生姜烧灰存性　白芍炒黄

等分，每服一钱，酒下或白汤下。

## 怀胎十月，满足腹痛连腰痛，当生不生

兔头骨，焙干为末，好酒下二钱五分，即[①]生。

## 治妇人乳岩方

用蒲公英　金银花

二味等分，用无灰好酒煎，尽量饮，数次全愈。

## 治妇人白淋白带方

用石莲子　白茯苓

各等分为细末，空心酒调服。

## 治产后阴门突出

产后用力太过，阴门突出，用四物汤煎热，入龙骨

---

① 即：咸丰本作"立"。

194

末少许，空心连进三服，用麻油①汤熏洗。

### 治阴挺方

先以艾汤洗过，次将蛇床子半升，炒熟绢包熨之，自入。

### 胜金丹治妇人百病

熟地一两　没药一两　藁本醋炒一两　白术土炒一两　甘草一两　当归酒洗一两　川芎一两二钱　白茯苓一两　白薇一两　玄胡索一两，醋炒　白芷一两　丹皮一两　香附二两，醋炒　赤石脂一两，炒　人参一两　乌角沉醋炒，一两　白芍酒炒，一两

右末蜜丸，弹子大，每服一丸酒下。

### 治胞衣不下方

牛膝三两
酒水共一大碗，煎八分，徐徐服之，胞衣即下。

### 治产后解痛方

益母草一大撮，入清童便一碗，水一碗，铜锅内纸盖煎七分，温服，能去恶秽，不致停血作痛。

---

① 油：原空一格，据咸丰本补。

### 产下即用清魂散，产后去血多晕用之

当归二钱　川芎一钱　泽兰叶八分　益母草三钱　荆芥七分　甘草三分

如脉沉细，加人参一钱　童便二三钟，身热加麦门冬去心七分

上用水二钟，煎八分，不拘时服。

### 敷乳肿妙方

妇人乳肿香肥皂，持入砂糖二味均。

煅热之时敷痛止，立能消肿得安宁。

### 妇宝丸，即四制香附丸也此药可以五料合一次

香附子四两

用童便、醋栀子水、盐水各浸一两，不犯铁器，忌萝卜、豆腐、葱白。

上为细末，蒸饼为丸，如梧桐子大，每服百丸，日进三服。

### 芎归益母丸，胎七八个月用

益母草四两　当归一两　川芎五钱

忌铁器，为①细末，炼蜜为丸，如梧桐子大，空心服。胎前加砂仁一钱，或温酒滚白汤下。产后不用砂

---

① 为：前空一格，据文义当补。

仁，用童便送下五六十丸。

## 逆产方

取鼠肾，用银簪挑破，滴乳香一钱

为末共和丸，如梧桐子大，朱砂为衣，候恶露至，好酒送下二丸。

## 催生开骨丹

五月五日午时，择透明朱砂、透明滴乳，等分先将砂飞过，为尘末。次将乳香入铜铫内镕化，就入砂末和匀。乘热为丸，如芡实大临产痛至不可忍时，用井花水面东吞下，一丸立产。

## 治吹乳二方

妇人吹乳痛如何，皂荚烧灰蛤粉和。

井水调匀敷两乳，须臾拍手笑呵呵。

## 又方

用生半夏一粒，葱白一根，共捣如泥丸，如指顶大，丝绵包裹，左乳痛，塞右鼻内，右肿塞左鼻内，立愈。

## 治白带神方

白果肉四两　硫黄末一钱

二味同炒熟去黄，不用，将熟果肉空心盐汤嚼下，服数料即止，不见白即愈也。

### 赤白带神效方

火烧存性棉花子，柏子另烧存性研。
柏末三钱棉一两，空心酒服共三钱。

### 止带丸

煮熟去皮红枣肉，芝麻微炒捣①如泥。
茅山苍术米泔洗，炒末等分三味奇。
共捣丸如梧子大，三钱一次滚汤携。
空心此药须常服，止带调荣颇合宜。

### 遗补四方

### 止吐血方

用新鲜慈菇，不拘多少，洗净捣烂，入白糖少许，共调白瀼汤，服之即止。

### 妇人便红肠风下血方

用水边落潮泥，米饭粘百草霜，三味各等分，共捣为丸，如梧桐子大，每服三钱，空心用白滚汤送下，数服即愈。

---

① 捣：咸丰本作"杵"。

## 贴男妇瘰疬膏药

一条顶大丝瓜穰，皮子除开用最良。
四两麻油熬一处，焦穰滤去净油香。
飞丹二两再加上，微火收成膏药方。
瘰疬多年痰核疾，贴之屡验效非常。

## 妇人乳肿痛方

用老系瓜穰，烧存性为细末，每服二钱，好酒送
下，即消。

集古良方卷之十终

# 集古良方卷之十一

古歙古亭江进纂辑，男兰蕃敬梓

## 小儿门 第四十四，计九十二方

### 治小儿夜啼，兼治喉闭妙方

小儿夜哭不能眠①，灯草烧时存性研。
搽在乳头儿口食，夜来宁静得安然。
若逢喉闭忙吹上，顷刻开关便是仙。
口燥舌干煎水服，清心降火古今传。

### 治小儿泄泻方

用巴豆研末为膏，贴在囟门上，烧线香一炷，未尽
即去巴豆膏，立效如神。

### 治小儿牙疳

滑石　铜绿　杏仁　青盐各等分
上为极细末，搽疮上立效。

---

① 眠：原讹作"眼"，据咸丰本改。

200

### 治走马牙疳

槐皮烧灰存性，二钱　泥盐炒五分

上为极细末，若喉咙内有，加片脑一分，珍珠一分，用鹅毛管吹之。

### 治小儿喉中痰壅喘甚

用巴豆一粒捣烂，作一丸，以棉花包裹，男左女右。

上塞鼻，痰即坠下，神效。

### 治小儿吐蛔虫

用苦楝根为君，佐以二陈汤煎服。

### 治小儿误食麦须

小儿麦须在喉里，时时啼哭不能止。
鹅涎吃下即相安，父母从此提防起。

### 治脱肛不须服药

脱肛疾苦是人忧，煎剂丸丹且慢投。
木贼草烧存性用，末敷患处立时收。

## 小儿抱龙丸

### 治小儿风痰壅盛惊搐

牛胆南星一两　　雄黄二钱五分　　麝香一钱　　辰砂二钱五分　　天竺黄二钱

上为末，炼蜜为丸，如肥皂子大，每服一丸，甘草薄荷汤化下。

### 治小儿泻痢肚疼贴脐神丹

宿砂仁与川椒子，二味称来各五分。
炒碾细和姜汁少，唾津丸起古人云。
共成一粒安脐内，膏贴痢除痛不闻。

### 痢疾方

用鸡子一个，冷水下锅煮二三沸，取出去白，用黄，碾碎，以生姜汁半小钟和匀，与小儿服之，不用茶，其效如神。

### 治赤白痢疾神方

陈细油①面，炒黄，碾细末，六安茶调为小丸，茶服一二次即愈。红者用蜜，白痢用砂糖，每服三钱，小儿钱半。炒面用铜锅，忌铁器。

――――――――

① 油：咸丰本作"酒"。

## 治小儿疳积方

小儿疳积瘦如柴，用犍猪肝一块煨。
先切片时联勿断，朱砂儿茶细研开。
茶砂各等一钱末，细上猪肝片片排。
湿草纸包草扎紧，火中煨熟取将来。
再加香油微炒脆，与儿常食永无灾。

## 治小儿外肾肿大

木通　甘草　黄连炒　当归　黄芩　各等分
上用水一钟，煎半钟服。

## 治小儿疟疾不须服药咒方

我从南方来，路逢一池水，水里一条龙，九头十八
尾，问伊吃甚的，专吃疟疾鬼。太上老君急急如律令。
念七遍，吹在果子上，五更向东方温水食下，即愈，果
子枣栗俱可用。

## 治小儿吐泻或久痢妙方

白术木香赤茯苓，等分粉草四般灵。
共为细末蜜调服，炼蜜之功永保宁。

## 治小儿尿血妙方

小儿尿血病无防，急取一钟甘草汤。
调用益元散可服，升麻加上更为良。

### 治小儿脐疮不干

白矾　白龙骨各火煅，研等分
上为末，每用少许敷之，一用棉子烧灰亦可。

### 治小儿脐脓①汁出

用枯白矾末敷，或黄柏为末，敷之。
又小儿脐不干，伏龙肝涂之，或用白龙骨和枯矾等分敷之。

### 化毒丹

专治小儿一切胎毒口舌生疮肿胀②，木舌、重舌、牙根肿胀。
甘草三③钱　枯矾五钱　玄参一两　人参二钱　茯苓二钱　薄荷五钱　青黛五钱　牙硝一钱
上为细末，用蜜为丸，薄荷汤化下。

### 治小儿重舌

用竹沥或黄蘖，无时点舌上，或真蒲黄涂，亦可。

---

① 脐脓：原讹作"脓脐"，据咸丰本和目录改。
② 胀：原空一格，据咸丰本补。
③ 三：原脱，据咸丰本补。

### 又方

用锈铁锁入火内烧，打落屑子，碾细末，水调吃下即消。

### 暑天出痘化毒汤

紫草三钱　升麻三钱　甘草一钱　陈皮一钱　粘米五十粒

上用水一钟，煎半钟，温服。

### 治小儿痘后余毒肿痛或不收口方

用犍牛粪尖，烧灰存性，以砂糖调下，屡验不收口者，用多年古瓦，为极细末，水飞过，晒干搽上即愈。

### 治小儿痘疹眼中生翳二方

蝉蜕取来加兔粪，木通甘草共煎汤。
小儿痘疹眼中翳，频服须知对症方。

### 又方

兔粪四两，飞过炒　石决明用七孔者，火炙，一两　草决明一两　木贼去节，一两　当归酒浸，五钱　白芍药一两　防风去芦一两　谷精草三钱

上为末，炼蜜丸，如绿豆大，每服数十丸，荆芥汤下，食后验过屡效。

### 稀痘洗儿方

除夕用鲜黑鱼煎水，不宜用活者，抱儿洗浴，不令人知黑鱼所煎之水，洗过出痘必稀。

### 稀痘四退散

又名稀痘丹，依小儿年岁服之，痘出不过数粒而已。服至六七八岁不出者，即至老不出矣。腊月二十四日合，忌妇人、小儿、鸡犬，至三十夜服，只许一人见①，父②与服则母避，母与服则父避。

龙蜕<small>即蛇壳洗净</small>　人蜕<small>即人手指甲，洗净</small>　凤凰蜕<small>即鸡蛋壳，洗净</small>　蝉蜕<small>去足头③，洗净</small>

上四味，各等分，用新瓦焙干，碾为末，孩童服一岁一分，照④年岁服之，除夜砂糖为丸，滚水服之。除夜即三十夜也。

### 三豆饮

小儿未出痘预服，纵出亦少。

赤豆　绿豆　黑豆<small>各一升</small>　甘草节<small>二两</small>

用水十五碗煮熟，任意与小儿吃饮豆汁，七日乃

---

① 见：咸丰本无。
② 父：咸丰本"父"上衍"兄"。
③ 足头：咸丰本作"头足"。
④ 照：同"焰"。

止，经验方。

## 小儿泻痢不用服药

土木鳖子<sub>半个</sub>　母丁香<sub>四粒</sub>　麝香<sub>一分</sub>

共为细末，吐津为丸，如芡实子大，纳一丸于脐内，外用膏药贴上，立愈。

## 治索粉伤

杏仁煎汤服，即消。

## 治瓜果伤

糯米煎食，即化。

## 治鱼伤

橄榄为末食之，煎①骨亦效。

## 治鸡子伤

大蒜食之，即消。

## 治小儿夜啼不止

蝉蜕下半截为末，一厘薄荷汤入酒，少许调下。如不信，将上截煎服，夜啼。

---

① 煎：咸丰本作"鱼"。

### 治小儿鼻塞不能乳

小儿鼻塞乳常存，槐叶碾来贴囟门。
乳母唾调厚贴上，鼻通乳路任儿吐。

### 治小儿大小便不通立验<sub>大人亦效</sub>

用菩提树根，煎浓熏洗前后，二便立通。

### 治小儿疳疾不思饮食肌瘦妙方

用不见水鸡肫皮，将皮揩净，阴阳瓦焙黄色，碾极细末，每日用一二茶匙调粥饭与儿食之，疳疾自愈。

### 治小儿出痘时昼夜喊叫临危可救

用井水调面粉，深擦小儿手心脚心，其儿即刻回生，其痘即出。

### 治小儿天泡疮

用荔枝核碾细末，以井水调敷。<sub>靛花亦可。</sub>

### 治小儿热疖

用木槿花去蒂，加盐少许，捣烂敷上。

### 又方

用芙蓉叶末、大黄末、甘草末、鸡蛋清调敷。

### 治小儿蚯蚓毒小便作肿立效

用活鸭一只，令人手开鸭嘴，以气呵之，即消。

### 治小儿哮方

用鸡蛋一个，入蜗牛二条在内，以纸封口，煨熟，待蜗牛化尽，与服十数丸，即愈。

### 治小儿阴囊生疮溃烂，皮破脱子欲坠，名为脱囊疮

乃湿热所致。用紫苏叶碾细末，湿则压上，干用清油调敷。

### 又方

用墙上白螺蛳壳碾末，搽敷效。

### 治小儿夜啼方

用灯花三四朵，碾碎，灯心汤送下。

### 治小儿疳积并疳眼方

用白芙蓉花为末，头上①酒送下。

### 治小儿食积虫积将成疳症

鸡肫皮不见水，焙干研碎末，五钱　陈皮去白，一钱　砂

---

① 上：咸丰本作"生"。

仁一钱八分　　白酒曲五钱

晒干为末，每日二钱，空心滚汤调下。

### 治小儿脐风方

用生姜捣汁，和面作饼一个，温热贴脐上，用包头缚住。

### 治小儿久泻，饮食少进，身体羸瘦，屡试屡验神效方

白术土炒　　白茯苓

各等分，用老米一撮煮粥，只服米饮，其泻自止。

### 治小儿久泄贴脐方

黄蜡五分　　蓖麻子十四粒，去壳　　银朱一分　　麝香半分

上调匀，用油纸作膏药贴脐。

### 治水泄方

用姜葱捣烂，入黄丹为丸，如豆大，每用一丸，填入脐中，外用膏药贴之，即止。

### 治小儿肚痛方

用好明矾少许，为极细末，点左眼角立止。出海上仙方。

### 治小儿吐方

砂仁不拘多少，童便炒制三四次，为末，一两　丁香三钱
藿香三钱

上共为末，每服一匙，姜汤下。

### 治火丹神效方

大黄五钱　　皮硝五钱
共碾细末，取柏枝叶捣汁调稀，搽患处即退。

### 又方

用苎①根洗净，将皮捣烂，敷患处即愈。

### 治胎毒方

晚僵蚕一两　苏州薄荷一钱六分
上各炒为细末，用香油调敷。

### 治小儿脱肛方

用鳖头烧灰存性为末，搽上即愈。

### 治小儿口疮方

用黄连末搽在口内即愈，煎服更妙。

---

① 苎：同"苧"，下同。

## 去先天胎毒方

服此永不出痘，百试百验。

大黄三钱，用无灰好酒大半盏，置铜锅内，煎成浓汁。用绢袋挤出浓汁，小儿初生未开乳时，每服挑二三匙，不拘次数，任其恶心无妨，合昼夜一服时为度。撒尽脐屎，永无胎毒，屡试屡验。勿以大黄伤小儿元气为疑，倘小儿生来体厚或生于六七月，其母怀孕，冬月向火，必有胎毒，可用化毒丹每日放半丸于小儿舌上，令其自化下为妙，必于未满月前服之。

## 治走马牙疳

胡黄连一钱　冰片一分　枯矾一分
共为细末，先用米泔水洗净，搽数次即愈。

## 治害耳出脓

蛇蜕用新瓦焙黑，存性，研细末，先用细竹枝绞絮，取脓净，将蛇蜕末少许入竹筒，吹入耳二三次即愈。

## 治软疖方

用蓖麻子二两　松香二两
同捣成膏，摊贴患处，愈后发仍生。

### 治痘不起丹方

饮白马乳二三酒钟，即起。

### 治小儿火丹

蚯蚓粪碾细，鸡子清调搽之。

### 治小儿诸积方

核桃一斤　皮硝四两
将桃略敲损，入皮硝，用水煮干，去皮硝，只服核桃。

### 治小儿满身①癫疥方

用槐树煎浓汤洗浴，再将松香碾细末，掺患处，如此数次即愈。

### 治小儿耳后脓疮不瘥方

用好轻粉一钱　柿饼蒂七八个
烧灰将熄时，碗盖冷定为末，同轻粉、熟香油调搽。

### 治小儿初生，脐不收干方

用鲜橄榄核磨水搽之妙。

---

① 身：原作"水"，据咸丰本和目录改。

### 玄兔散，又名没痘影

菟丝子一斤，水淘净，用灰好酒，砂锅内煮一日，以极烂无骨为度，石臼捣薄饼，晒干为末，忌铜器　玄参一斤，半切片，晒干取末，此药末少，故多用

上二味，各等分和匀，入磁罐收贮。药须常晒，每遇二十四节，以黑砂糖汤调下，量儿大小或五分或一钱，大人二三钱，如邻近出痘，则日日服之，神效。

### 治小儿重舌又名雀舌

用巴豆半粒，饭粘四五粒，共捣烂为饼，如黄豆大，贴在眉心印堂中，待四围起泡，去之即愈。

### 治小儿痘疮黑陷

用穿①山甲，烧灰存性为末，再加此麝香末在内，和匀，酒调五分或一钱，服之。量其年大小以为多寡，一二服即起矣。

### 治小儿痘疮湿烂不结痂

用干绿豆粉或荞麦粉敷之愈。

治小儿犯撮口风、荷包风、鹅口风、脐风等症，并牙龈边生白点，名为马牙。作痛啼哭，不吃乳者，即看口内硬坚之处，或牙龈边白点，急将银针刺破出血，用

---

① 穿：原作"川"，径改。

好墨调薄荷汤，以手指搅过，再用其母油发蘸墨，遍口擦之，仍用青绢蘸新汲井水，展口即愈。

### 治小儿撮口脐风

用完全生葱二根，捣汁，用真僵蚕三个，碾末调葱汁，涂在其母乳头上，令小儿食之愈，或用乳调蚕末灌之，儿口即开。

### 治小儿赤眼

用黄连为末，水调敷，脚心自愈。

**治初生小儿脐风撮口**，即将囟门上发剃去即愈，七朝内为脐风。

**治夜啼**，摺其父之裤与小儿作枕，即不啼。

### 治痘疹不出

以酒研芫荽喷卧处，即出。

### 治①痘疮初觉

用芫荽泡酒，绕房喷之，以辟秽恶之气，又用干胭脂蜜水，调涂两眼角疮，不入眼。

---

① 治：原作"一"，据正文改。

### 治①痘疹初起

至十三日内，忌食冷水、西瓜、土瓜、柿子、柑橘蜜水、冷物，其父母须忌房事及腥、酒、醋、葱、蒜、油、盐、酱、气、煎、炒等忌，尤忌外人，恐其有卒暴风寒秽汗之气，或有狐臭或带诸香触犯，常将三春柳或芫荽或红枣或荔枝壳在房内炭火中焚之，以逼秽恶。夜桶不可放房内，触犯余俱慎之。冬月风冷常要和暖，切不可用药宣利解散，致令脏腑受冷，营卫涩滞，则血不能冲贯皮肉肌肤，其疮必不得起发。光满结实多致痒塌，反生烦燥喘渴而死，慎之。

### 治肥疮

白松香同生猪油共碾搽之。

### 治肿毒疮疖丹毒立成片红毒肿者

用蚯蚓粪一两　皮硝五钱
水调敷之，名泥金膏。

### 治吐泻玉露散虚寒者不可用

石膏　寒冰石　生甘草减半
共碾细末，每服一匙，蜜水调下。

---

① 治：原脱，据正文补。

216

### 治软疖屡验方

用铜绿不拘多少，碾极细末，入柏油熬化，布片作膏贴上，立消。

### 治小儿咳嗽不止方

小儿久嗽母经心，一合上熟薏苡仁。
慈孝竹叶三十片，水清①二碗共煎成。
粥汤已熟任儿食，口渴饮汤饥吃仁。
如此制汤三五次，管教咳嗽得安宁。

### 治小儿痘疮黑靥唇口冰冷方

用狗身上蝇能飞者七枚，擂细和醋酒少许，调服。冬月蝇藏于狗耳中。

### 治疳积方

谷精草　木鳖子有壳者去壳　蛤粉　使君子各一两，去壳
共为细末，再用猪腰下肉二两，用前药二钱，共捣作一饼，煮熟，与小儿连汤吃。

### 治痘疹起发妙方

每年记取樱桃核，倘樱桃核霉者，洗净晒干，广收磁罐中，愈久愈佳。小儿痘痧疹，发热五六日，不出

---

① 清：咸丰本作"满"。

时，用核四十九个，或二三十个，葱白三根，水一碗，煎小半碗，纸盖露一宿，次早温服，立时起发，皆出。其核俱打碎煎。

## 搽痘疮二妙方

浆满痘疮宜小心，时看面上要留神。
或逢擦破松花粉，荞麦面搽须用陈。

## 恤儿歌

小儿恤时忌荤腥，暖肚凉头足喜温。
行路高低防跌扑，雷鸣风雨母忧心。

### 涌泉膏药神方 用柳条绞

熟地　生地　天冬　麦冬　远志　牛膝　虎腿骨　菟丝子　肉苁蓉　蛇床子　木别肉　谷精草　大附子　紫稍花　续断　甘草　肉桂以上各五钱　海马一对打碎　男子头发一两

用好麻油二斤，将药浸入三日后，炭火熬枯去渣，再熬加黄丹十四两，成膏候温，再下后药。

矮流黄　雄黄　赤石脂　乳香　没药　沉香　母丁香　龙骨　木香　麝①香　阳起石以上各三钱为末

集古良方卷之十一终

---

① 麝：原作"射"，径改。

218

# 集古良方卷之十二

古歙可亭江进纂辑　男兰蕃敬梓

## 子嗣门 第四十五，计二十二方

### 总论

尽万物而观之，山无不草木，地无不黍稷，人无不生育，要之得其养耳，得其养则硗者，肥瘠者以沃草木，何惧乎不蕃黍稷，不秀夫人，亦犹是也。苟形质强壮而嗜欲无节，久之不免虚衰；赋禀怯薄而摄养有道，终焉亦能完实，不特少健而老衰，早壮而晚惫，滋培保护之间，固可以挽秋冬而复春夏也。昔者名医罗天益云：戊午春，桃李始华，雨雪厚寸，一园叟令举家击树堕雪，焚草于下，是年，他果萧然而此园大熟。然则天地之气，尚可以力转移于人之身，岂无所用其术哉。予乃不惭，愚昧积，以平日素所见闻及近得缙绅方士之说质诸古今名家论议，著为调理精血，直指真源二论，合用方法附录经验秘方，号日广嗣要语，精切晓明，纤芥

219

弗隐，信此一行，将见天下无<sup>①</sup>不父之男，无不可母之
女，而螽斯之应比屋皆然矣。

## 调理精血论

求嗣之要，其在乎男精女血，充满而无病也。苟或
病焉，必资明医而证调之，夫精者，血也，水也，阴
也，盖以有形言之也。有形而能射者，而又为气，为
火，为阳所使然也。论曰：孤阳不生，独阴不成，无阴
则阳无所附，无阳则阴无所依。是精兼气血，兼水火，
兼阴阳，总属肾与命门二脉，以沉静为平，若见命门脉
微细或绝，阳事痿弱，是为阳虚，法当补阳，若见命门
脉洪大鼓击，阳事坚足，是为相火妄动，法当滋阴制
火。欲玄子云：壮水之主，以制阳光，此谓也。若见肾
脉洪大或数，遗精尿，是为阴虚，法当补阴；若见肾脉
虚微太甚，别无相火为病，法当阴阳双补之。夫经者，
血也，水也，阴也，假火色而为赤也，兼气而行，依阳
而运，亦若精之兼气血兼水火兼阴阳者也，其候以一月
为期，上应月之盈缺，故名月水，应其期则平，失其期
则病。先期者血热也，过期者血虚也。过期而色淡者有
痰也或曰虚也，经行而成块者血之凝也，或曰风冷乘
之，也将行而作痛者，气之滞也，行后而痛者气血俱虚
也。经水紫黑色者，气血俱热也，虽然又当察其时之寒
暄，脉之迟数，证之冷热，平而调之，以复常候，不可

---

① 无：原讹作"皆"，据咸丰本改。

一途而取。夫男女精血既充，别无他疾，惟守投虚之法，是为知要。

### 直指真源论

结胎者，男女精血也，男属阳而象乾，乾道资始。女属阴而象坤，坤道资生。阳主动，故能施与，阴主静，故能承受，夫动静相参，阴阳相会，必有其时，乃成胎孕。凡经尽一日至三日，新血未盛，精胜其血，血开裹精，精入为骨，男胎成矣。四日至五①日，新血渐长，血胜其精，精开裹血，血入居木，女胎成矣。六日至十日，鲜有成者，纵成，亦皆女胎。欲求子者，全在经尽三日，以裹交合，如俯首拾芥，万举万当。斯时，男女无暴怒，毋醉饱，母食炙煿辛热，毋用他术替益。阴阳和平、精血调畅，交而必孕，孕而必育，育而必为子。坚壮强寿至真切要，在此数语。受娠之后，宜令镇静，血气安和则胎孕长养，又须内远七情，外薄五味，大冷大热之物皆在所禁。苟无胎痛、胎动、漏血、泻痢及风寒外邪，不可轻易服药，亦不可交合阴阳，触动欲火。未产则胎动不常，既产则胎毒不已。降生之后摄养一如胎前，盖母食热则乳热，母食寒则乳寒，母食膏粱爨烈之物，则乳毒。有是数者，子受其害矣。求嗣之道，诚不出此，然源头一节，尤当研究。男子十六而精通，必三十而娶，女子十四而天癸至，必二十而嫁，皆

①　五：咸丰本作"六"。

欲阴阳二气完实。或精未通而御女，经始至而近男，未完而伤，未实而动，根本既薄，枝叶必衰，嗣续岂能蕃衍？先儒尝言：寡欲则有子，盖寡欲不妄交合，积气储精，待时而动，故能有子。愚谓不止此为寡欲，凡心有所动，即是欲，心主血而藏神，属手少阴，肾主精而藏志，属足少阴。心神外驰，则肾志内乱，其于交会之际，殊无静一清宁之气，所泄之物同归腐浊而已，安能发育长养于其间哉。书曰：人心惟危，道心惟微，夫能精一道，心俾常为一身之主，则邪思妄念自尔退听。欲寡而神益完，不惟多子，抑亦多寿。盖养生尤贵於于寡欲故也。

### 调元

阳虚，右尺命门脉微细，阳痿精清，还少丹、巨胜子丸。阴虚，左尺肾脉洪大或数，遗精、尿血、淋漓等症，丹溪大补阴丸、补阴丸加六味虎潜丸。相火妄动，阳事数举，右尺命门脉洪大，此为水不胜火，与阴虚同治，法补阴则火自降也。阴阳俱虚，两尺脉微弱无力，真精清薄，八味丸、补天丸、煎剂常服补中益气汤加沙参、知母为妙。

### 调经

先期者血热，四物加芩连之类。过期者血虚，加参芪、白术、陈皮之类。过期而色淡者，有痰，加芩、连、香附之类。若见肾肝脉迟微小，腹冷痛者，属寒，四物加炒干姜之类。将行而作痛者，血实气滞，四物加醋炒莪术、玄明索、木香，挟热加黄连、柴胡或四物加桃仁、红花、香附之属。行后而作痛者，气血俱虚，八味汤之类。经行不止，四物和加阿胶、地榆、荆芥穗之类。

### 安胎

胎痛乃血少，加童便、制香附共为末，紫苏汤调下，有所激浊。而痛者，芎归汤探之，胎动属火，四物加条芩之类。胎动不安及下血，集验方秦艽汤。胎动下血或因房事不节有所触动，四物加胶艾、条芩、白术之类。妊娠恶阻，肥人有痰，瘦人有热，胃气不安，人参橘皮汤、保生汤、集验青竹茹汤。怀胎不问几个月日，但觉胎气不安，腰腹微痛，饮食不美，安胎饮。

### 便产

妊娠七八个月，恐胎气展大，难产宜服束胎丸。妊娠八九个月，厚膏粱之人，胎气拥隘，宜服枳壳散。间二三日一服或达生散、救生散，临月用神寝丸、三合济生汤。难产用催生丹，遇仙丹如圣膏、猪肝蜜酒法。胎衣不下或血干或血冷凝滞，当用夺命丹、牛膝汤或前方如圣膏。一方用红花一两，酒煮浓汁服之，一法令产母①衔发尾在口，呕哕即下。

---

① 母：咸丰本作"自"。

### 交会宜忌日

宜旺相日春甲乙寅卯　夏丙丁巳午　秋庚辛申酉冬壬癸亥子　忌弦望晦朔、大风大雨、虹霓雷电、云雾昏瞑，日月薄蚀，三光之下，及春秋冬丙丁日。

### 转女为男方

受妊之后，用弓弦一条，绛囊盛带妇人左臂近肩，垂系腰下，满百日去之。

雄黄一两，绛囊盛带，左边斧一把，置产妇床头，仍置刃床下，勿令人知鸡抱卵时置斧窠下，皆雄鸡也。以上数法，用其一可矣。

### 五子衍宗丸

男有此药，添精补髓，疏利肾气，不问下焦虚实寒热服之，自能和平①。旧称古今第一种子方，有能世世服此药，子孙蕃衍，遂成村落之说。嘉靖丁亥，于广信郑中丞宅得之，张神仙四世孙子及数人用之，殊验。

甘州枸杞子八两　菟丝子八两，酒蒸捣饼　辽五味子二两，研碎　覆盆子四两，酒洗去目　车前子二两，扬净

上各药，俱择道地精新者，焙晒干共为细末，炼蜜丸，梧桐子大，每空心服九十丸。上床时五十丸，白沸汤或盐汤送下，冬月用温酒送下，修合日，春取丙丁巳

---

① 和平：咸丰本作"平和"。

午，夏取戊巳辰戌丑未，秋取壬癸亥子，冬取甲乙寅卯。忌师尼鳏寡之人及鸡犬畜见之。

## 百子附归丸

女服此药，调经养血，安胎顺气，不问胎前产后，经事参差，有余不足诸证悉皆治之，殊益胎嗣。此太仆吏鲍璧，台州人，其妻年三十不生育，忽经事不至者，十月腹鼓大无病，皆谓妊娠一日，忽产恶物盈桶，视之，皆败痰积血。后服此丸，不期年生一子，张云彼尝以此二方与诸人服，无不应者。

真阿胶蛤粉炒成珠　蕲艾叶去筋梗，醋蒸乾　当归肥大者，酒洗去芦　川芎去芦　怀庆熟地黄去脑取泥水者　白芍药肥长者，以上各二两　香附赤心者去毛，杵成米水醋各淹一宿，晒焙干，十二两

上为细末，用大陈石榴一枚，连皮捣碎，东流水三升，熬去滓，面糊为丸，梧桐子大，每服百丸，空心陈米醋点沸汤下，日一服。

## 还少丹

治阳痿精清，养血消痰，乌须黑发，男女可以服之。

莲花蕊三两　生地黄三两　熟地黄三两，怀庆者佳　五加皮三两，海州者佳　槐角子三两　没实子六个，三阴三阳，有孔阴，无孔阳

上药木杵，石臼捣碎，将绢缝带一个，长八寸宽六

225

寸，装药用。无灰好酒十斤，入不津磁坛同浸，春冬一月，夏十日，秋二十日，满日取药晒干，仍用木杵石臼捣为细末，炼蜜为饼，又以薄荷为末，一层饼放一层末，每饭后取数饼嚼化，其酒任意饮之，以醉为度。酒须连日饮尽而须发黑矣，若欠黑再照前制作二三料可矣，多不过四料，若饼子难嚼化，可作丸子以酒咽之。

## 大补阴丸

治左迟肾脉洪大或数遗精尿血，壮水之要药也。

黄蘗盐酒炒，四两　知母制同，四两　龟板酥炙，六两熟地黄六两

上为末，和猪脊髓丸，梧桐子大，每服七十丸，空心盐白汤下。

## 安胎饮

治妇人怀娠，不问几个月，日觉胎气不安，腰腹微痛，饮食不美，此汤主之。

白术一钱　白芍药一钱　熟地黄一钱　当归一钱　人参五分　黄芩五分　陈皮五分　甘草三分　缩砂三分　紫苏三分

上撮作一服，加生姜一片水煎温服。

## 集验方

治妇人胎动不安及下血。

艾叶三钱　阿胶三钱　川芎三钱　当归三钱　甘草一钱

226

上剂水四钟，煎二钟，取滓，纳胶令化，分三服，一日用。

### 人参橘皮汤

治初妊娠，恶心阻食，和中安胃之药也。

白术二两　麦门冬去心二两　橘红二两　人参去芦，二两　白茯苓二两　厚朴姜制，二两　甘草三钱

上为粗末，每服四钱，水钟半，淡竹茹弹子大，一枚，生姜一片，煎至七分，去滓澄清，温服，空心食前。

### 束胎丸

治妇人妊娠七八个月，恐胎气展大难产，用此扶助母气，紧束儿胎。

白术三两　陈皮二两，忌火　白茯苓七钱五分　条黄芩酒炒，夏一两，春秋七钱半，冬半两

上为末，粥糊丸，梧桐子大，每服五六十丸，食前白米饮汤，任下。

### 枳壳丸

治妇人妊娠八九个月，禀质肥厚，胎气壅隘，服此以宽和母气，令儿易产。

商州枳壳五两，麸皮炒赤　粉草炙一两半　香附炒一两

上为末，每服二钱，空心沸汤点服，日三。

一方加炒糯米，同为末，白汤点服，令儿易产。初

227

生微黑，百日肥白。此为古方之冠。若妊妇稍弱，恐胎寒腹痛，胎弱多惊于内。可加当归一两，木香半两，不见火，则阳不致强，阴不致弱，二气调和，有益胎嗣。

### 催生不传遇仙方

治妇人坐草艰难。

蓖麻子十四颗，去壳　朱砂一钱五分　雄黄一钱五分　蛇蜕一条煅

上为细末，粥糊丸，弹子大，临产时先用川椒汤淋洗，脐下纳药一丸。脐中仍以蜡纸数重覆药上，软帛拴紧，产则急取药去，一丸可用三次。

### 猪肝蜜酒法

治妇人胞水早行，胎涩不下。

猪肝　白蜜　醇酒各一斤

上三味，共煎至二升①，分作二三服，不能服者，随多少缓缓服之。

### 妊妇五忌

昆山顾状元刊施二法

一勿睡热炕南方火柜亦同。

一勿饮火酒一应酒切不可饮，黄酒有药者亦不宜多饮。

一勿食煎炒炙煿之物忌兔肉，食之生儿缺唇。

---

① 升：原讹作"十"，据咸丰本改。

228

一勿食葱韭薤蒜胡椒等物。

一勿于星月下仰卧及当风洗浴坐卧。凡日蚀、月蚀妊妇切不可观，恐生子缺唇。

## 小儿五宜

一小儿初生，先浓煎黄连甘草汤，急用软绢或丝绵包指蘸药，抠出口中恶血。倘或未及，即以药汤灌之，待吐出恶沫，方与乳吃，令出痘稀少。

一初生三五月，宜绷缚令卧，勿竖头抱出，免致惊痫。

一乳与食不宜一时混吃，儿生疳癖痞积。

一宜用七八十岁老人旧裙、旧袴改小儿衣衫，令儿有寿。虽富贵之家，切不可新制纻丝、绫罗、毡绒之类，与小儿穿，不惟生病，抑且折福。愚意满月受贺，宴宾宰杀，亦恐不宜。

一小儿生四五个月，止与乳吃，六个月以后，方与稀粥哺之。周岁以前，切不可吃荤腥并生冷之物，令儿多疾苦。待二三岁后，脏腑稍壮，才与荤腥最好。又古云：小儿七岁不吃鸡，到老不须用药医。

# 饮食忌等门 第四十六，计十九方

**黑砂糖忌鲫鱼**[1]

黑砂糖与鲫鱼同食，生疳舌，与笋同食，成癥癖。

**鸡肉忌**[2]

鸡肉与韭菜同食，生虫。

**猪肉忌**[3]

猪肉与生姜同食，发风。

**猪羊肉忌**[4]

猪羊肉与荞麦面同食，发风热。

**蟹忌**[5]

蟹与红柿同食，肚疼成泻痢。

---

[1] 黑砂糖忌鲫鱼：原脱，据目录补。
[2] 鸡肉忌：原脱，据目录补。
[3] 猪肉忌：原脱，据目录补。
[4] 猪羊肉忌：原脱，据目录补。
[5] 蟹忌：原脱，据目录补。

## 鳖忌[①]

鳖与苋莱同食，生血鳖。

## 葱忌[②]

葱与蜜同食，相反致疾。

## 鲜莲子忌[③]

鲜莲子带青心，食之多者能令人致霍乱。

## 糯米忌[④]

糯米煮粥吃，补阴益气又能安胎。

## 赤豆汁[⑤]

赤豆煮汁饮，能令女人通乳。

## 黑豆汁[⑥]

黑豆煮汁饮，能解乌头附子毒。

---

[①] 鳖忌：原脱，据目录补。
[②] 葱忌：原脱，据目录补。
[③] 鲜莲子忌：原脱，据目录补。
[④] 糯米忌：原脱，据目录补。
[⑤] 赤豆汁：原脱，据目录补。
[⑥] 黑豆汁：原脱，据目录补。

**稻秆灰**①

早稻杆烧灰淋汁一碗，冷服之，解砒霜毒。

**家紫苏**②

紫苏能解螃蟹诸鱼之毒。

**绿豆菊花**③

绿豆或甘菊花作枕，能明目又止头风疼痛。

**白扁豆**④

扁豆能治霍乱转筋吐泻，又能解河豚毒、酒毒。

**鹿角菜**⑤

鹿角菜治小儿骨蒸劳热，又散风热邪气。

**生姜汁**⑥

生姜汁能解半夏毒。

---

① 稻秆灰：原脱，据目录补。
② 家紫苏：原脱，据目录补。
③ 绿豆菊花：原脱，据目录补。
④ 白扁豆：原脱，据目录补。
⑤ 鹿角菜：原脱，据目录补。
⑥ 生姜汁：原脱，据目录补。

**黄连汁**①

黄连汁能解巴豆毒。

**白芝麻**②

芝麻嚼烂，敷女人裙边风疮，极效验。

## 衣服门 第四十七，计十三方

**收藏毛褐绒膻皮衣帽等物**，须要晒干打净，待冷，用纸包花椒，四散放在衣内，再用青布包紧，即不生蛀虫。或以苎麻铺在箱内及放在衣服内外，尤妙花椒须要拣净者。

### 油污衣服

先将滑石碾极细末，铺在油迹上，又将薄草纸盖在滑石上，用熨斗火慢慢隔纸熨之，油即去。又方用未倾银生罐③为细末，河水调敷油处，晒干无迹。

### 墨污衣服

以湿饭粘放墨迹上，以手搓之，将水洗去，再搓再

---

① 黄连汁：原脱，据目录补。
② 白芝麻：原脱，据目录补。
③ 罐：咸丰本作"石罐"。

洗，墨迹即除。

## 漆污衣服

用香油搓洗，以温汤摆过，又细研，杏仁搓之，温汤再洗二三次即去。

## 酒污衣

以净河水浇之，令其自干，则颜色不变。

## 酒或水污大红衣

用干土掺之。

## 血污衣服

随即用水急洗之，则无迹。又方用生萝卜擦之即去。

## 蟹黄污衣服

即用蟹壳内白腮条搓洗之，即干净无迹。

## 疮疖脓血污衣

用牛皮胶煎汤洗之，即净。

## 膏药污衣

膏药污衣患者愁，些须一味用香油。
搓之即去水轻洗，顷刻风干乐解忧。

## 又方

用咸水冷浸洗，轻轻搓之，其迹自去。

## 花木杂事门 第四十八，计二十九方

### 治多年银杏不结，复生丛果方

银杏不结果缘空，皮顽土气总难通。
磁锋碎打挨根钉，管教来岁子成丛。

### 治诸藤不结复生瓜美方

种藤不结因何耳，土气肥时及太浓。
磁锋傍土键根内，瓜如麻粟果如丰。

### 治石榴树朽枯回生起死方

木叶枯焦及可燃，回生起死得先天。
滚汤每日灌根内，渐渐春归色更鲜。

### 治小石榴树不开花立放方

种花不放土枝凉，用得人间极效方。
滚汤午刻频时灌，春色荣开气更芳。

### 治玉器磁碗方

鸡蛋清同药味奇，浓磨白芨蛋调宜。

玉磁碎处能粘凑，用火烘干破迹移。
鸡汤莫与来相见，恐费功劳不可知。

## 井水浸铅其味自淡

井水煎茶咸①味忌，客来河远汲之难。
斤铅常贮缸中润，石水频倾浸不干。
次日澄清真可爱，随时取用淡而欢。
暑天解毒清心妙，传与人间济世丹。

## 治烛卸并脂烛方

乘烛开筵叙交情，灯花烛卸主人惊。
急将一箸卸边托，托过灯光烛下平。
顷刻不流完固烛，通宵畅饮到天明。
若叫脂烛光明亮，轻手四边锥烛心。

## 又治烛淋方

如烛淋，将盐放在淋缺之处自止，或于未淋之前，
四围俱先放些盐，自不淋矣。

## 治夏月张灯诸虫护生草方

### 护生咒曰

波利瑟吒护生草，救度众生离烦恼，右咒出自藏

---

① 咸：同"醎"。

经，夏月灯上飞蛾扑烧苦恼，兼之投入酒肴，不堪污秽，法用柴薪或草枝，长六七寸许，净口念前咒七遍，呵气一口，将草置灯烛之上，虫蛾他飞，免其烧扑之苦，亦无污秽之患矣。

### 治缸坛碎缝

凡缸坛上有碎缝，用铁屑将醋调搽缝上，铁屑锈牢则不漏，或以芋头煨半生半熟，擦缝亦可。

### 治石琉璃黑

如石琉璃黑了，以碱[①]加水中煮之，则白。

### 治壶内茶迹

茶壶内茶迹，以冷水放满壶中，加碱三四分，煮滚则茶迹自落而洁白矣。鹹音减。

### 炭不易烊

炭加些矾在滚水内，浸一宿，烧时则不易烊。

### 贴门神对联法

凡贴门神红纸对等，俱有矾水在上，粘不能牢，须以竹帘纸一层褙之，待半干糊上，则不能起。

---

① 碱：同"鹹"，下同。

### 裱字画不瓦

凡裱褙字画，加些萝卜汁在浆糊内，即不瓦。

### 裱①褙书册虫鼠不侵

凡裱褙字画书册，须用生矾末、花椒末、黄蜡入浆糊内裱之，则虫鼠不侵。

### 藏书不生蠹鱼方

凡藏书画，用潮脑包放在内。则不生蠹鱼。

### 治锅鸣

用银簪丢入锅内即止。

### 又方

男人作女拜，女人作男拜，立止。

### 验枯井有毒法

凡枯井，先将鸡鹅绒毛投入，如不下，即有毒，不可②用之。

---

① 裱：原空一格，据目录补。
② 可：咸丰本作"宜"。

## 椰瓢验毒

椰瓢出路宜用，如水中及食物内有毒，即碎。

## 涂无雄鸡子法

取其子，以锅底墨涂小顶，即有雄矣。

## 治砖缝生草

用官桂为末，铺入砖缝中，草自不生。

## 治酒酸

用炒黑豆二升，石灰二升，量酒多少加减，石灰另炒黄色，乘热倾入酒缸内，一二日即转好。

## 雷电日月禁忌

凡人遇雷电之际，切忌不可仰睡，恐触天怒。其露天解手时，切勿对日对月，亦恐触犯阴阳，以致折损年寿。

雷雨风云日月星，世间善恶照分明。

为人正直全忠孝，皓首垂髫敬鬼神。

## 却病延年醒世歌

酒色财气四边墙，世人贪恋在中央。

神劳疾病多魔障，超出藩①篱便吉祥。
淡饭粗衣安命运，时来顽铁自生光。
心常乐善无忧患，却病延年第一方。

## 五仙益寿丹

新黑芝麻枸杞炒，圆眼胡桃大黑枣。
净肉除皮各二钱，同水煮来齐吃胞②。
每日空心服一次，脏腑安然真不老。
颐养天和荣卫充，男妇此方为至宝。

## 知医乐学歌

性秉良能勤好学，终朝时习自先觉。
士逢困厄未登名，胡不权将本草博。
深究岐黄道脉通，心中庶无私欲缚。
编歌济世且舒怀，一遇王侯赐鼎爵。
昔日龙宫授秘珍，运来竟跨扬州鹤。
滋全仁寿养椿萱，孝子须知为上着。
熟玩丹书门类分，许多不老长生药。
青囊一卷足回春，积德悬壶成古朴。
行善阴功广布施，医传天下人人乐。

---

① 藩：同"籓"。
② 胞：咸丰本作"好"。

## 延年益肾明目二仙丹

圆眼肉藏枸杞子，一圆七子共包成。

用时饭食①微蒸过，每日空心三个灵。

细嚼滚汤徐送下，不宜间断得长生。

虽然二物寻常药，久服延年目更明。

集古良方卷之十二终

① 食：咸丰本作"上"。

# 出版说明

　　中医古籍文献是中医药学继承、发展、创新的源泉，然而，中医古籍文献的整理研究工作，特别是对珍本古医籍全面系统的挖掘、整理研究工作一直较为薄弱。所以，《中医药事业发展"十一五"规划》明确提出："系统开展文献整理研究，重点对 500 种中医药古籍文献进行整理与研究。"基于此，我社策划了"100 种珍本古医籍校注集成"项目，重点筛选出学术价值、文献价值、版本价值较高的 100 种亟待抢救的濒危版本，珍稀版本以及中医古籍中未经整理排印的有价值的，或者有过流传但未经整理或现在已难买到的版本，进行点、校、注的工作，进而集成出版。

　　珍本古医籍整理出版是中医药继承创新的基础，是行业发展的必需。对中医古籍文献的整理出版工作既可以保存珍贵的中医典籍，又可以使前人丰富的知识财富得以充分的研究与利用，广泛流传，服务于现代临床、科研及教学工作。为了给读者呈献最优秀的中医古籍整理作品，我社组织权威的中医文献专家组成专家委员会，选编拟定出版书目；遴选文献整理者对所选古籍进行精心校勘注释；成立编辑委员会对书稿认真编辑加工、校对。希望我们辛勤的工作能够给您带来满意的古籍整理作品。

"100 种珍本古医籍校注集成"项目得到了国家中医药管理局、中国中医科学院有关领导和全国各地的古籍文献整理者的大力支持，并被列入"十二五"国家重点图书出版规划项目。该项目历时两年，所整理古医籍即将陆续与读者见面。在这套集成付梓之际，我社全体工作人员对给予项目关心、支持和帮助的所有领导、专家、学者表示最真诚的谢意。

中医古籍出版社

2012 年 3 月